ELISABETH MAJHENIĆ

Wirkungsvolle homöopathische Arzneien

1. Auflage 2020
BUCHER Verlag
Hohenems – Vaduz – München – Zürich
www.bucherverlag.com

Bild Umschlag und Biografie: Marco Gressler
Zeichnungen: Andrea Sieber
Grafische Gestaltung: Silvia Wasner
Produktion: BUCHER Druck, Hohenems
Printed in Austria

ISBN 978-3-99018-560-5

201920001
PRINTED IN
AUSTRIA

ELISABETH MAJHENIĆ

Wirkungsvolle homöopathische Arzneien

LEITFADEN ZUR SELBSTANWENDUNG

Institut für
klassische Homöopathie Lindau
Elisabeth Majhenić

BUCHER

Meiner lieben Mama
Josephine Majhenić,
die mich mit ihrer
bedingungslosen Liebe
entfalten ließ.

INHALT

»Derjenige, der versucht, den Körper vom Geist zu trennen oder den Geist vom Körper, steuert sein Herz hinweg von der Wahrheit.« KHALIL GIBRAN

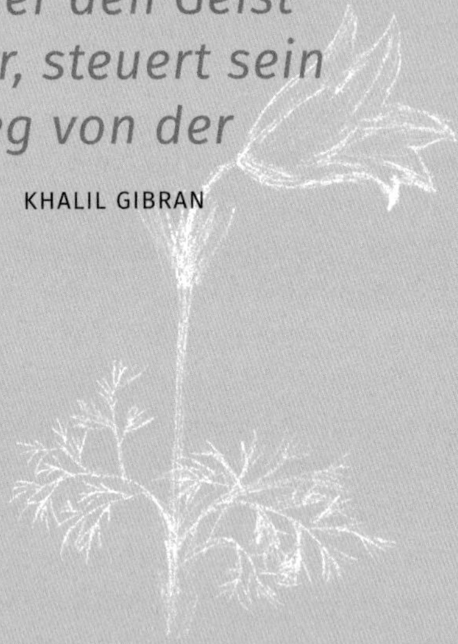

Die Worte des großen Philosophen beschreiben, was mich bewegt hat, dieses Buch zu verfassen, das Sie in Ihren Händen halten: Ich möchte die Leserinnen und Leser einladen, mit »homöopathischen Augen sehen zu lernen« – auf Symptome, Beschwerden oder Krankheiten, die uns in den unterschiedlichsten Phasen unseres Lebens begleiten können.

Ob es sich um ein erkältetes Kind, um einen Heuschnupfen, um Themen rund um Schwangerschaft und Geburt handelt oder einfach nur um einen verdorbenen Magen nach einem üppigen Fest. Immer geht es darum, die konkrete Person mit allem, was sie in diesem Zustand zeigt, wahrzunehmen – auf körperlicher, geistiger und emotionaler Ebene. Das ist gemeint mit dem homöopathischen Blick und dem individuellen Symptomenausdruck.

Meine Begeisterung für diese Art, die Menschen zu betrachten, hat durch eine persönliche Erfahrung ihren Anfang genommen. Ich habe an jahrelanger Migräne gelitten und schwere Schmerzmedikamente eingenommen, die mir nicht nur keine Besserung gebracht haben, sondern viele Folgeprobleme. Ratlos und resigniert hat mich dann eine Freundin überredet, sie zu ihrem Homöopathen zu begleiten, der mich zu meinem Hauptsymptom Kopfschmerz gleich nach meiner größten Empfindlichkeit befragt hat. Damals habe ich mir selbst versprochen, dass ich dieses Fach studieren werde, wenn das verordnete homöopathische Mittel meinem Leiden helfen kann.

In den nächsten neun Monaten war ich erstmals komplett schmerzfrei, fühlte mich wieder kraftvoll, kreativ und wie innerlich aufgewacht. Dort habe ich begriffen, dass der Homöopath nichts anderes tut, als die individuelle Thematik im Symptomenkomplex der Patientin zu erkennen. Was ich damals noch lernen musste, war, dass es viele Jahre Studium und tägliche Praxis braucht, um die homöopathischen Mittel in ihrer Tiefe und Wirkungsweise zu verstehen und richtig verordnen zu können. Heute, nach fast 30 Jahren intensiver Auseinandersetzung mit diesem Fachgebiet, ist das homöopathische Denken und der homöopathische Blick mein Leben geworden.

Dafür bin ich all jenen, die mich auf diesem Weg begleitet und gelehrt haben, vor allem aber all den Patientinnen und Patienten, mit deren Vertrauen ich dieses Wissen entwickeln konnte, unendlich dankbar.

Wie Khalil Gibran Geist und Körper als untrennbare Einheit sieht, so gehören aus meiner Sicht Schulmedizin und Komplementärmedizin immer schon zusammen. Die Schulmedizin ist ohne Homöopathie nicht mehr zu denken. Nur in Verbindung und Wertschätzung der gegenseitigen Stärken können sie beide ihre Wirksamkeit für die Gesundheit entfalten.

ELISABETH MAJHENIĆ

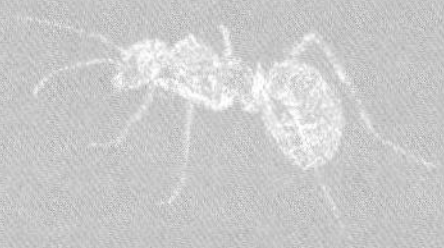

Klassische Homöopathie

Homöopathie ist die Königin aller Heilkünste, weil sie Körper, Seele und Geist vereint behandelt.

Die klassische Homöopathie ist eine ganzheitliche, alternativmedizinische Behandlungsmethode, die seit dem 18. Jahrhundert durch den deutschen Arzt und Apotheker Samuel Hahnemann bekannt wurde. Er war seinerzeit auch als Übersetzer für medizinische Abhandlungen tätig. Im Jahr 1789 hat Hahnemann die zweibändige Arzneimittellehre des schottischen Mediziners und Chemikers William Cullen vom Englischen ins Deutsche übersetzt. In ihr wurden die Wirkungsweisen unterschiedlicher Arzneien erläutert. Hahnemann las darin unter anderem, dass die Chinarinde Malaria zu heilen vermag. Als Forschergeist, der er war, wollte er dieser Aussage auf den Grund gehen und einen Selbstversuch vornehmen. Als gesunder

Mensch hat er die Chinarinde über mehrere Tage hinweg in unterschiedlicher Dosierung eingenommen. Die Folge war, dass Hahnemann der Malaria ähnliche Symptome entwickelte. Diese Erfahrung begründete die Geburtsstunde der Homöopathie; das Naturgesetz der Heilung war erkannt:

»Eine Substanz, die bei einem gesunden Menschen Symptome hervorrufen kann, vermag die gleichen Symptome bei einem Kranken zu heilen.«

Hahnemann schlussfolgerte daraus, dass man in jedem Krankheitsfall eine Arznei wählen muss, welche am Gesunden ein ähnliches Leiden hervorrufen kann, als sie beim Kranken heilen soll. Hier sprach er vom Ähnlichkeitsprinzip, das bis heute den Grundstein der Homöopathie bildet:

»Similia similibus curentur.«
»Ähnliches soll mit Ähnlichem geheilt werden.«

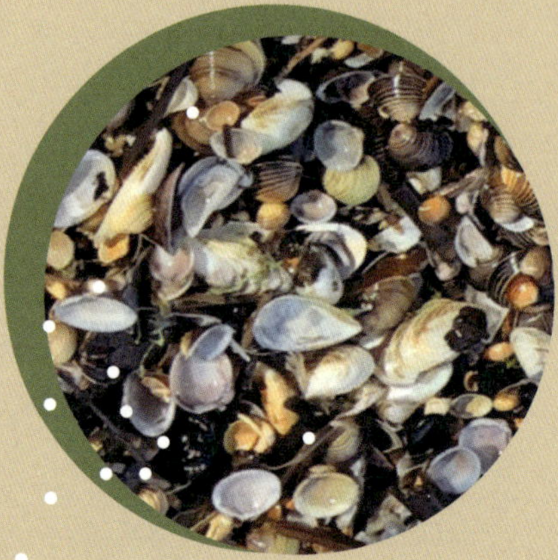

»Similia similibus curentur.«

»Ähnliches soll mit Ähnlichem geheilt werden.«

SAMUEL HAHNEMANN

Vielfalt der homöopathischen Arzneien

So einfach und doch so schön und anziehend wie diese Muscheln ist die Vielfältigkeit unserer Individualität der homöopathischen Arzneien.

Eine Muschel bleibt immer eine Muschel, man würde meinen: »Die sind doch alle gleich.« Doch jede dieser gleichen Art von Muscheln zeichnet sich nicht nur in ihrem farbigen und strukturellen Äußeren durch einen feinen, kaum sichtbaren Unterschied aus. Damit verzaubern sie den einen oder anderen in ihrer Art und Weise und erwecken in uns die Liebe für genau diese eine Muschel.

Die Quelle aller homöopathischen Arzneien ist die Natur. Für sämtliche Krankheitszeichen, die der Mensch hervorbringt, findet sich in der Natur das passende Heilmittel:

Pflanzenreich
Aconit (Eisenhut), Belladonna (Tollkirsche), Pulsatilla (Küchenschelle), Calendula (Ringelblume), Nux vomica (Brechnuss) u. v. m.

Mineralreich
Sulphur (Schwefel), Calcium (Kalk der Austernschale), Silicea (Bergkristall) u. v. m.

Tierreich
Tarentula (Spinne), Lachesis (Buschmeisterschlange), Apis (Biene), Formica rufa (Ameise), Sepia (Tintenfisch) u. v. m.

An dieser Stelle wurden nur einige wenige Arzneien angeführt, denn so vielfältig wie die Natur selbst ist auch das Repertoire an homöopathischen Heilmitteln. Das Studium dieser Arzneimittel ist sehr umfangreich und tiefgreifend.

Zur Behandlung von Akuterkrankungen ist die leitsymptomatische Verschreibung sehr dienlich. Das heißt, man wählt eine Arznei aufgrund des Krankheitsauslösers und der sonderbaren, eigentümlichen, auffallenden Symptome, die aus einem Symptomenkomplex hervorstechen, sowie der Geistes- und Gemütssymptome.

Chronische Krankheitsprozesse wie z. B. Rheuma, Migräne, Asthma, Schilddrüsenprobleme, chronische Rückenprobleme, Nahrungsmittelunverträglichkeiten, Allergien, Hauterkrankungen oder Krebserkrankungen usw. zu behandeln und zu heilen ist hingegen wesentlich schwieriger und erfordert ein tiefes Verständnis und ausführliches Studium der Homöopathie in ihren theoretischen und praktischen Grundlagen. Es gilt dabei, seine Hauptbeschwerde und seine Nebenbeschwerden auf den Punkt zu bringen, den Patienten in seiner innersten Empfindlichkeit zu erkennen, seinen Charakter, die Geistes- und Gemütssymptome wie z. B. auch Ängste, Allgemeinsymptome – was verträgt der Patient gut oder nicht gut, ist er kälte- oder wärmeempfindlich. Wie ist der Schlaf, die Menstruation usw. Kurzum, die gesamte Krankheitsgeschichte ist zu erfassen, um damit auch den daraus resultierenden, individuellen Symptomenausdruck zu behandeln. Daneben ist es wichtig, sämtliche schulmedizinische Medikamente, die ein Patient mit chronischen Leiden oft schon jahrelang einnimmt, zu berücksichtigen. Häufig werden dadurch Symptome unterdrückt und verschwinden, dafür aber werden neue Beschwerden wachgerüttelt, die oft schwerwiegender sind als die alten.

Wenn der Patient in die Praxis kommt, muss die Homöopathin verstehen, zu welchem Zeitpunkt seines Krankheitsgeschehens sie den Patienten abholt bzw. welche Vorgeschichte er mit sich bringt: Woher kommst du? Wo stehst du? Wohin gehst du? Nach korrekt gewählter Arznei gilt es dann den Behandlungsverlauf richtig einzuschätzen, welcher bei richtiger Vorgehensweise immer der »Heringschen Regel« folgt:

Heringsche Regel

Die Heilung einer Krankheit erfolgt von innen nach außen oder von oben nach unten, schwerwiegende Symptome werden von weniger schwerwiegenden Symptomen abgelöst und schließlich sollen die Symptome in umgekehrter Reihenfolge ihres Auftretens wieder verschwinden.

Die chronische Behandlung ist in der Erfassung sowie in der Beurteilung und Behandlung sehr schwer und gehört aus diesen Gründen in jedem Fall in die Hände erfahrener Homöopathen.

Potenzierung und Dosierung

Potenzierung

1. Verdünnung der Ausgangssubstanz
2. Verschütteln = Dynamisierung – Energetisieren der Heilkraft

> Centesimalpotenz-Verdünnungsschritt 1:100

Von der Urtinktur (Ausgangssubstanz) wird 1 Teil genommen und mit 99 Teilen Alkohol verdünnt. Dies ist der erste Schritt der Verdünnung.

Die Dynamisierung ist der zweite Schritt. Hier wird die Flüssigkeit 10x geschüttelt. Die neue Mischung (1 Teil Ursubstanz plus 99 Teile Alkohol) 10x geschüttelt ist die Potenz C1.

Wenn von C1 ein Teil mit 99 Teilen Alkohol verdünnt wird, dies 10x geschüttelt wird, entsteht die Potenz C2.

Hiervon wiederum 1 Teil plus 99 Teile Alkohol, 10x geschüttelt ergibt die C3 usw.

Für Akuterkrankungen hat sich die Potenz C200 sehr gut bewährt. Für traumatische, seelische Verletzungen werden wesentlich höhere Potenzen, z. B. die C1.000 (M) verwendet.

> Dezimalpotenz-Verdünnungsschritt 1:10

1 Teil Ursubstanz plus 9 Teile Alkohol, 10x geschüttelt ergibt die Potenz D1.

Je höher die Potenz ist, desto tiefer ist die Wirkung auf der seelischen Ebene.

Dosierung

Im akuten Fall
3 Globuli in der Potenz C200 unter der Zunge zergehen lassen. Dann 3 Globuli in ein Glas mit ¼ l kaltem Wasser auflösen, umrühren und alle 2 Stunden einen Schluck einnehmen, bis das Glas leer ist. Wenn Sie eine deutliche Besserung verspüren, stoppen Sie die Einnahme und wiederholen Sie erst wieder bei einem Rückfall der Symptome.

Sollten Sie bei allgemeiner Besserung dennoch das eine oder andere belastende Symptom weiter verspüren, setzen Sie das Mittel wie oben geschildert neu in Wasser an und nehmen 6 Schluck in 2 Tagen, mit Wasser nachfüllen, das heißt die jeweils entnommene Menge Wasser durch dieselbe Menge frischem Wasser nachfüllen und umrühren. Am Ende des 6. Schluckes schütten Sie bitte die restliche Menge weg.

Grundsätzlich sollte es dem Patienten nach dem 3. bis 4. Schluck besser gehen.

Eine Besserung bedeutet: Der Patient hat wieder mehr Appetit; er schläft ruhig bzw. fällt in einen tiefen Schlaf; das Fieber ist zurückgegangen; der Patient fühlt sich wohler; die Lebensfreude kehrt zurück; der Patient wird aktiver und kreativer; der trockene Husten geht über in einen lockeren usw.; damit hat der Heilungsprozess begonnen.

Falls sich nach dem gegebenen Mittel (nach dem 3. oder 4. Schluck) das Symptomenbild deutlich verschlechtert oder geändert hat, sollten Sie das selbige Mittel nicht mehr weiter einnehmen. Bei der Symptomenbildveränderung warten Sie bitte ab, bis sich das neue deutlich entwickelt hat und nehmen dann das genau passende neue Mittel dafür ein.

Die bekannte Erstverschlimmerung durch die richtig gewählte homöopathische Arznei ist meist eine ausgelöste Überreaktion, die sich schnell wieder verläuft. Das gegebene Mittel bitte nur dann stoppen, wenn sich der Zustand am nächsten Tag noch verschlechtert, dann abwarten, denn nach einer Erstverschlimmerung muss immer eine Besserung folgen. Sie wird nur von kurzer Dauer sein.

Beispielsweise bei Fieberpatienten spüren Sie diese Erstverschlimmerung eher nicht, weil sich das Fieber in der Nacht um wenige Grade erhöht. Am nächsten Morgen fühlt sich der Patient schon besser, meist ist das Fieber zurückgegangen oder überhaupt nicht mehr da.

Für alle anderen Verschreibungen in diesem Buch wenden Sie bitte die unten angeführte Einnahme des homöopathischen Arzneimittels an: 3 Globuli in der Potenz C200 unter der Zunge zergehen lassen. Anschließend 3 weitere Globuli in einer Tasse mit ¼ l kaltem Wasser auflösen, umrühren und davon 3x täglich (für die Dauer von 2 Tagen) einen Schluck einnehmen. Die Wiederholung des Mittels erfolgt bei einem Rückfall frühestens nach zwei Wochen.

Der individuelle Symptomenkomplex einer Krankheitssituation

Der individuelle Symptomenkomplex einer Krankheitssituation besteht aus den folgenden Beobachtungsbereichen:

Die Hauptbeschwerde mit dem gesamten Symptomenausdruck erfassen:

- Lokalisation – wo ist die Beschwerde?
- Empfindung – wie ist die Beschwerde (stechend, brennend, drückend usw.)?
- Modalität – durch was bessert oder verschlechtert sich die Beschwerde?
- Auslöser – was ist die Ursache der Beschwerde?
- Geistes- und Gemütssymptome – ist der Betroffene ruhelos oder ängstlich, gereizt oder weinerlich usw.?
- Eventuell ein Begleitsymptom zur Hauptbeschwerde finden

Versuchen Sie immer nur das Ganze zu verstehen: Wo hat der Patient seine Beschwerde und in welcher individuellen Art und Weise zeigt sich das Symptomenbild.

Vier bis sechs erfasste charakteristische Symptome können uns schon einen Hinweis auf ein homöopathisches Arzneimittel zeigen. Die Hauptbeschwerde sollte mindestens fünf der oben genannten Themenbereiche abdecken; damit haben Sie den individuellen Symptomenkomplex sicher erfasst. Ein Begleitsymptom muss nicht immer vorhanden sein.

Homöopathische Arzneien werden laut dem Arzneimittelgesetzbuch als Arzneimittel definiert. Damit Qualität und Wirkung gewährleistet sind, möchten wir Sie ausdrücklich darauf hinweisen, homöopathische Arzneien in der Apotheke Ihres Vertrauens zu erwerben.

Achten Sie auf die Reaktionen des gegebenen homöopathischen Arzneimittels.

- **Arzneineimittelprüfung:** Sie sehen keine Besserung auf emotionaler Ebene sowie auch keine Verbesserung der körperlichen Symptome. Klar kommt zum Ausdruck, dass plötzlich neue Symptome vom gegebenen Arzneimittel auftreten. Die wichtigste Frage in diesem Fall ist: Wie fühlen Sie sich insgesamt? Wenn der Allgemeinzustand sich bessert, dann ist das Mittel richtig und Sie haben es mit keiner Arzneimittelprüfung zu tun!

- **Heilreaktion:** Sie sehen eine Besserung des Allgemeinbefindens trotz möglicher Zunahme der körperlichen Beschwerden für kurze Zeit. Ebenso sehen Sie eine Besserung auf psychischer Ebene. Es können in diesem Fall Symptome nach einer Erstverschlimmerung, die oft unbemerkt verläuft, gelindert oder deutlich gebessert werden. Wenn nur die körperlichen Symptome gebessert, aber geistig und emotional keine Veränderung stattfindet, also der Zustand gut ist, dann ist es auch das richtige Mittel. Bei Verschlimmerung der geistigen und emotionalen Ebene haben Sie die falsche Mittelwahl getroffen.

Homöopathie bei Fieber

Versuchen wir nun den akuten individuellen Symptomenkomplex von zwei schnell entwickelnden Fiebermitteln zu erkennen und zu differenzieren.

Bei plötzlich hohem Fieber durch kaltes trockenes Wetter oder Unterkühlung (in Kombination mit Stockschnupfen) mit Ängstlichkeit, Ruhelosigkeit und bei trockener heißer Haut ist ***Aconit*** *(Eisenhut)* das richtige Mittel. Der Patient hat großen Durst auf kaltes Wasser und erfährt nachts sowie durch Wärmeeinfluss eine Verschlechterung. Der Patient will nicht allein sein, braucht also Gesellschaft.

Auch ***Belladonna*** *(Tollkirsche)* zeichnet plötzlich hohes und trockenes Fieber aus, der Auslöser ist meist kalter Luftzug. Allerdings leidet dieser Patient begleitend an kalten Händen und Füßen, einem roten Gesicht und ist durstlos. Häufig tritt dazu in der Nacht ein plötzlicher rechtsseitiger Ohrenschmerz auf. Diese Patienten wollen ihre Ruhe haben.

Nun, was zeigen uns die langsam entwickelnden akuten Fiebererkrankungen für unterschiedliche Symptomenkomplexe?

Das ***Bryonia*** *(Rotbeerige Zaunrübe)* Fieber beginnt oft nach körperlicher Anstrengung mit Schweiß nach schneller Abkühlung. Das Fieber kommt langsam und steigt nicht sehr hoch. Es ist meistens mit einem trockenen Husten verbunden, der stechende Kopfschmerzen verursacht. Der Patient liegt ganz ruhig, da die geringste Bewegung seinen Zustand verschlimmert, und trinkt große Mengen Tee.

Das Fieber von ***Ferrum phosphoricum*** *(Wasserhaltiges Eisenphosphat)* steigt langsam, aber sehr hoch und entkräftet den Patienten stark. Er leidet zudem oft unter einem stark entzündeten Hals und Heiserkeit. Dieses Mittel ist vor allem im ersten Entzündungsstadium angezeigt, besonders wenn das Fieber ohne zusätzliche Symptome auftritt.

Pulsatilla *(Wiesenküchenschelle)* ist das Mittel der Wahl, wenn sie sich verlassen fühlen, sich das Fieber langsam entwickelt und mit Schnupfen einhergeht, der von milder Nasenabsonderung begleitet ist. Der Patient ist durstlos, verlangt nach Trost und Zuwendung und ist weinerlich.

Homöopathie bei Ohrenschmerzen

Bei ***Aconit*** sehen wir akute Ohrenschmerzen, die infolge von kaltem, trockenem Wetter und/oder Zugluft plötzlich und heftig auftreten. Es kommt immer dann infrage, wenn eine Mittelohrentzündung infolge einer Erkältung auftritt. Das Kind ist heiß, trocken und fiebrig. Eine Unruhe und Ängstlichkeit sind sichtbar. Das Ohr und dessen Umgebung sind sichtbar entzündet, gerötet und heiß. Der Aconit-Zustand entwickelt sich sehr schnell (schneller als der Bell.-Zustand). Die Schmerzen verschlimmern sich besonders in der Nacht, bei Aufenthalt in einem warmen Zimmer und durch Lärm. Der Krankheitszustand bessert sich durch Kälte, frische Luft und Gesellschaft.

Die Ohrenschmerzen, die nach ***Belladonna*** verlangen, treten besonders rechts und nachts auf. Der Schmerz beginnt plötzlich und hört plötzlich auf. Die Schmerzen treten anfallsweise auf. Die kleinste Berührung und Erschütterung, sowie Lärm und Kälte verschlimmern den schmerzhaften Zustand. Das Ohr ist immer gerötet, dennoch werden die Schmerzen durch Wärme gebessert. Im weiteren Schmerzverlauf wird Bell. unruhig, ist aggressiv und will alleine sein.

Der ***Mercurius solubilis*** *(Quecksilber)* Ohrenschmerz zeigt sich ebenso besonders mitten in der Nacht, der Unterschied zu Belladonna ist jedoch der Speichelfluss nachts im Schlaf. Ein metallischer Mundgeschmack oder stinkender Mundgeruch ist wahlanzeigend. Die Schmerzen erstrecken sich ins Gesicht und zu den Zähnen. Die Speicheldrüsen sind oft geschwollen. Die Zunge ist groß und schlaff und zeigt den Abdruck der Zähne. Sie fühlen sich von außen bedroht, haben die Wahnidee, dass jeder ihnen etwas antun will. Nicht selten kommt es vor, dass sie in Aggression ausbrechen und schreien. Die wiederkehrenden Aphten im Mund sind als bestätigtes Symptom für dieses homöopathische Arzneimittel zu sehen.

Wenn wir entzündliche Ohrenschmerzen mit starker ödematöser Schwellung, stechenden, brennenden Schmerzen bei geröteten heißen Ohren, eine Unverträglichkeit von Hitze, Wärme und Berührung und Durstlosigkeit sehen, denken wir sofort an ***Apis mellifica*** *(Bienengift)*. Die Kälte oder Kaltanwendungen bessern diesen schmerzhaften Zustand sofort.

Capsicum *(Paprika)* ist das Mittel der Wahl, wenn die auslösende Ursache für Ohrenschmerzen das Heimweh war. Der individuelle Symptomenausdruck zeigt einen Entzündungsprozess in der Region hinter dem Ohr. Das Ohr und die gesamte Region sind heiß und geschwollen.

Daher schmerzt nicht nur das Ohr und der knöcherne Höcker dahinter, sondern auch die Gesichtsknochen. Der Betroffene ist berührungs- und kälteempfindlich, oft ist hohes Fieber ein Begleitsymptom. Sie haben das Verlangen zu trinken, aber das Trinken verursacht Frösteln.

Hepar sulfuris *(Kalkschwefelleber)* ist unser meistempfindliches Arzneimittel für Luftzug und Kälte in jeder Form. Der Aufenthalt im Freien verursacht oder verschlechtert die Ohrenschmerzen enorm. Hep. ist sehr schmerzempfindlich, kälte- und berührungsempfindlich. Die Schmerzen gehen von einem Ohr zum anderen. Oft sehen wir einen dicken, gelben und stinkenden Ausfluss aus dem Ohr laufen. Sie müssen es immer warm haben. Ihr Zustand bessert sich nur durch Wärme und Einhüllen. Der geringste Luftzug und die Kälte verschlimmern nicht nur ihre Schmerzen sehr, sie werden dadurch auch unruhig, ärgerlich und gereizt.

Lachesis muta *(Buschmeisterschlange)* ist das meistgebrauchte homöopathische Arzneimittel bei Ohrenschmerzen, die auf der linken Seite auftreten, wenn die unterhaltende Krankheitsursache Eifersucht war. Allgemein hat Lach. eine Verschlimmerung durch Wärme. Bei den Ohrenschmerzen ist die Modalität umgekehrt. Die Patienten brauchen Wärme, das Liegen auf dem Ohr bessert die Schmerzen, es kommt zu einer lokalen Besserung. Dennoch sind sie sehr berührungsempfindlich, die Schmerzen werden dadurch deutlich verschlimmert. Selbst eine Berührung im Gesicht verstärkt die Ohrenschmerzen. Schlucken verschlechtert sehr, besonders leeres Schlucken.

Das erstgewählte homöopathische Arzneimittel bei Ohrenschmerzen, die durch traumatische Ursachen hervorgerufen wurden, sollte immer ***Arnica montana*** *(Bergwohlverleih)* sein. Ebenso kann eine Überhitzung oder Erkältung Auslöser für Schmerzen um das Ohr sein. Der Schmerz tritt mit Unterbrechungen auf und verschlimmert sich durch Geräusche.

Homöopathie bei Halsschmerzen

Belladonna ist das wichtigste Arzneimittel bei akuter Tonsillitis mit raschem Auftreten. Hauptsächlich sehen wir eine rechtsseitige Entzündung mit brennender Trockenheit. Der Rachen und die Mandeln sind knallrot, geschwollen und hochgradig entzündet (kein Eiter: Bell., mit Eiter: Hep., Lyc.). Begleitend zeigt sich eine rote Zunge oder auch »Erdbeerzunge« genannt, mit hohem Fieber, gerötetem Gesicht, weiten Pupillen, kalten Händen und Füßen. Durch die Durstlosigkeit ist die Abneigung zu trinken ein weiterer wichtiger Aspekt.

Der Zustand verschlimmert sich durch die geringste Berührung am Hals sowie durch Schlucken besonders von Flüssigkeiten. Im Allgemeinen erfahren sie durch Ruhe und Wärme eine Besserung.

Der Auslöser für die vor allem linksseitige Mandelentzündung bei ***Lachesis*** ist Eifersucht und Neid. Die Beschwerden entwickeln sich langsam – von leichten Halsschmerzen bis zu schwerwiegenden Entzündungen oder Abszessen. Die Entzündung beginnt links und geht nach rechts (Lyc. geht von rechts nach links). Die Mandeln und die Uvula (Zäpfchen) sind geschwollen, dunkelrot oder sogar purpurfarben. Der Patient ist warmblütig, bekommt bei Hitze oder beim Jahreszeitenwechsel Beschwerden. Wahlanzeigend ist die Verschlechterung nachts, vor dem Schlaf, während dem Schlaf und nach dem Schlaf morgens beim Erwachen, beim Schlucken oder durch warme Getränke. Ein zu enger Kragen ist ganz besonders störend. Eine Besserung hingegen erfahren sie durch kalte Getränke und nach dem Schlucken (aber nur einen Augenblick lang); feste Nahrung lässt sich leichter schlucken als Flüssigkeiten oder Speichel.

Apis *(Bienengift)* – hier sehen wir eine langsame Entwicklung des Krankheitszustandes (Bell. ist schnell). Halsschmerzen mit ausgeprägter Rötung, schmerzhafter brennender oder stechender Entzündung und Schwellung hauptsächlich auf der rechten Seite. Die Schwellung ist enorm, besonders der Uvula, aber auch der Tonsillen (ödematös geschwollen) ohne Eiterung. Die Schleimhaut ist knallrot und glänzend, dick geschwollen. Der Patient klagt oft über hohes Fieber, trockene Hitze wechselt ab mit Frost. Apis hat keine kalten Hände und Füße (Bell. hat kalte Hände und Füße). Durstlos sind sie beide. Das Bezeichnendste ist, dass diese Patienten durch Hitze und heiße Getränke, aber auch schon durch warme Räume eine Verschlechterung erleben (Lach.); besser geht es ihnen in jedem Fall durch Essen und Trinken von kalten Speisen und kalten Getränken.

Wir denken an ***Hepar sulfuris***, wenn wir eitrige Mandelentzündungen sehen; mit außerordentlich stechenden, splitterartigen Schmerzen, die sich zum Ohr erstrecken und sich beim Gähnen und Drehen des Kopfes deutlich verschlimmern. Das Wahlanzeigende bei diesem Symptomenkomplex ist in jedem Fall die extreme Kälte- und Luftzugempfindlichkeit – sie spüren die Kälte schon durch das Schlüsselloch. Der geringste Luftzug ist Auslöser für alles, was Hep. überhaupt an Symptomen zeigen kann. Wärme in jeder Form ist das Beste für sie. Warme Getränke, Zudecken, warmes Einhüllen, einfach alles, was mit Wärme zu tun hat, ist gut. Alles, was mit Kälte zu tun hat, verschlechtert ihren Zustand. Abends geht es diesen Patienten immer schlechter. Alle eitrigen Absonderungen riechen nach altem Käse – Eiter steckt überall.

Die Halsschmerzen, die ***Nux vomica*** *(Brechnuss)* zum Ausdruck bringt, sind sehr ähnlich zu Hep. Der raue, heisere Hals, die stechenden Halsschmerzen, erstrecken sich zum Ohr, sind aber besonders beim Schlucken schlimmer. Die Patienten frösteln, sie suchen Wärme so wie Hep., was ihren Zustand bessert. Deutlich zu unterscheiden ist jedoch der wundschmerzende Halsschmerz, der begleitet ist von Schnupfen, der morgens nach dem Aufstehen am schlimmsten ist. Mal ist die Nase links, dann wieder auch rechts verstopft, auf jeden Fall immer nur eine Seite.

Das Charakteristische bei Halsschmerzen (Rachenentzündungen oder Mandelentzündungen, die eitern können), die nach ***Lycopodium*** *(Bärlapp)* verlangen, ist die Rechtsseitigkeit, der Beginn und der Verlauf sowie das zeitliche Auftreten. Die Beschwerden gehen von rechts nach links. Verschlimmerungen sehen wir nachmittags von 16:00 bis 20:00 Uhr. Auffallend ist ihr Verlangen nach warmen Getränken, welche auch tatsächlich ihre Schmerzen beim Schlucken verbessern. Die unterhaltende Krankheitsursache ist meistens Erwartungsspannung oder unterdrückter Ärger. Nicht selten kommt es vor, dass das Symptomenbild seinen Ursprung durch Uneinigkeit mit ihrem Vorgesetzten findet.

An ***Sulphur*** *(Schwefel)* denken wir bei entzündeten Mandeln oder Halsschmerzen – oft, nachdem mehrere Arzneimittel versagt haben. Bei alten, verschleppten Halsinfektionen mit übelriechendem Atem ebenso. Der Hals ist roh und trocken. Die Patienten klagen über ausgeprägtes Brennen im Hals. Die Lippen sind knallrot und oft aufgesprungen, die Ohren rot. Eine Besserung erfahren diese Menschen durch warme Getränke (im Gegensatz zur gewohnten Modalität).

Bei ***Phytolacca*** *(Kermesbeere)* sehen wir häufig Brennen oder eine schmerzhafte Empfindlichkeit im Bereich von Hals und Mandeln (vor allem rechts) oder an der Zungenwurzel ohne Schwellung. Das Leitsymptom, das uns immer wieder zu diesem Mittel führt, ist die Empfindung, als stecke eine heiße Kugel im Hals. Die entzündeten Tonsillen sind dunkelrot oder blaurot so wie bei Lach. Die Schmerzen breiten sich beim Schlucken zu den Ohren aus (Hep. und Nux-v.), die Halslymphknoten sind hart und schmerzhaft. Kalte Getränke (so wie bei Lach. und Apis) bringen dem Patienten sofortige Erleichterung der Schmerzen. Hingegen ist das Trinken von heißen Getränken nicht ratsam, sie können sie ohnehin vor Schmerz nicht schlucken – wie bei Lach. Phytolacca hat so wie Lach. die Verschlimmerung nachts und durch Berührung, doch Lach. hat seine Halsschmerzen links.

Arsenicum album *(Weißer Arsenik)* ist ein langsam entwickelndes Mittel mit brennenden Schmerzen im Hals. Die Halsschmerzen sind so wie bei Lyc. rechtsseitig, nur aggressiver in ihrem Verlauf. Es sind ausgeprägte oder sogar bösartige Entzündungen, allerdings nur mit leichter Schwellung, mit brennenden Geschwüren in Mund und Hals. Die Zunge hat fast immer einen milchig-weißen Belag. Die Patienten haben praktisch ausnahmslos einen Mangel an Lebenswärme und suchen daher die Wärme. Sie sind oft ängstlich und ruhelos (dadurch immer in Bewegung), obwohl sie sehr geschwächt sind. Das Verlangen nach schluckweisem Trinken von warmen Getränken bessert meistens ihren Zustand; Kälte oder kalte Getränke verschlechtern.

Homöopathie bei Husten

Spongia tosta *(Badeschwamm)* ist ein bewährtes Mittel bei Trockenheit der Schleimhäute, der Luftwege mit extrem trockenem Husten, welcher sich durch warme Getränke und warme Speisen bessert und durch Süßigkeiten wie Zuckerbonbons sowohl bessert oder auch verschlechtert. Krupphusten vor Mitternacht und nachts mit Erstickungsgefühl. Häufig sehen wir diesen trockenen, harten, pfeifenden Husten, der beim Einschlafen vom Kehlkopf ausgeht.

Beginnt der Husten mit Kitzeln im Kehlkopf und dauert er lange und ist so heftig, dass der Patient keine Luft mehr bekommt, ist ***Drosera*** *(Rundblättriger Sonnentau)* angesagt. Die Beschwerden sind oft von Nasenbluten begleitet und enden mit Würgen und Erbrechen.

Tritt der Husten besonders nachts zwischen 2:00 Uhr und 4:00 Uhr auf und wird durch aufrechtes oder vornübergebeugtes Sitzen besser, ist ***Kalium carbonicum*** *(Pottasche)* die richtige Arznei. Asthmatischer Husten, der durch Flachliegen schlimmer wird. Sie vertragen keine Zugluft und Kälte verschlimmert.

Bei Husten mit pfeifender Atmung, der vorwiegend zwischen 0:00 Uhr und 2:00 Uhr auftritt, ist ***Arsenicum album*** das Mittel der Wahl. Der Patient ist sehr unruhig, ängstlich und empfindlich auf Kälte. Warme Getränke, die der Patient schluckweise zu sich nimmt, bessern den Husten.

Charakteristisch für ***Rumex*** *(Krauser Ampfer)* ist der anhaltende, trockene Kitzelhusten, der durch das geringste Einatmen von kalter Luft ausgelöst wird.
Zur Verschlechterung des Hustens kommt es beim Liegen auf der linken Seite oder auch bei Veränderung der Lufttemperatur und bei Zimmerwechsel.

Phosphor *(Gelber Phosphor)* zählt ebenfalls zu den bewährtesten homöopathischen Arzneien – vor allem wenn jede Erkältung mit Husten und Brustinfektion in einer Bronchitis endet, der Husten beim Gehen vom warmen Zimmer an die kalte Luft oder umgekehrt stärker wird und sich beim Liegen auf der linken Seite verschlimmert. Auch bei trockenem, schmerzhaftem Husten mit Brennen in der Brust und Verlangen nach großen Mengen kalter Getränke ist dieses homöopathische Mittel angesagt. Phosphorpatienten brauchen Wärme, Liebe und viel Zuneigung. Aber auch das Liegen auf der rechten Seite bessert.

Auf keinen Fall darf ***Coccus cacti*** *(Cochenille-Laus)* vergessen werden. Das Mittel entsteht vor allem im Winter, bei kaltem Wind. Der Husten ist anfallsartig mit vielen Hustenstößen hintereinander. Der erstickende, würgende Husten mit fadenziehendem Schleim am Ende des Hustens ist sehr charakteristisch für diese Arznei. Diese Menschen husten nachts um 23:00 Uhr sehr stark, sowie am Morgen um 6:00 Uhr beim Erwachen. Zudem verschlechtert sich der Husten im warmen Zimmer, bei warmem Essen oder Trinken und zu guter Letzt klagen die Patienten noch über Husten durch Zähneputzen. Die einzige Erleichterung erfahren sie durch Trinken von kalten Getränken und ebenso durch kalte Luft.

Homöopathie bei grippalen Erkrankungen

Beginnen wir mit der Anfälligkeit und dem Symptomenausdruck bei Kleinkindern und älteren Menschen. ***Antimonium tartaricum*** *(Brechweinstein)* ist das meistverschriebene Mittel bei Fieber, wenn der Husten rasselnd ist und der Patient nicht die Kraft hat, den Schleim hoch zu husten, aber auch bei Bronchitis oder Lungenentzündungen, die vorwiegend in den Wintermonaten bei feuchtkaltem Wetter auftreten. Der Husten ist nachts zwischen 22:00 und 23:00 Uhr und nach Mitternacht am schlimmsten. Oft ist er gefolgt von Erbrechen und begleitet von unüberwindbarer Schläfrigkeit.

Der grippale Infekt bei ***Arsenicum album*** zeigt hohes Fieber bis zu 39/40 °C und Magen-Darm-Beschwerden wie Übelkeit, Erbrechen und Durchfall. Der Durchfall ist wässrig, die Betroffenen sind ruhelos und ängstlich – sehr geschwächt durch den Flüssigkeitsverlust. Sie verlangen nach warmen Getränken und trinken diese häufig in kleinen Mengen. Der Patient friert, sucht Wärme, Gesellschaft und Geborgenheit (Sicherheit).

Bei Menschen, die das homöopathische Arzneimittel ***Phosphor*** bei Influenza benötigen, beginnt diese meist mit Schnupfen, der letztlich immer mit Husten und Brustinfektionen – also in einer Bronchitis – endet. Der Husten ist trocken und schmerzhaft mit Brennen in der Brust. Meist wird der Husten beim Gehen von warmen Räumen in die kalte Luft oder umgekehrt schlimmer. Ihr Durst ist groß. Sie haben Verlangen nach eiskalten Getränken, die Wärme und das Liegen auf der rechten Seite bessern den Husten.

Bei langsam entwickelndem Fieber mit Durstlosigkeit ist ***Pulsatilla*** angezeigt. Begleitet ist dieser Krankheitszustand von Husten, der am Morgen locker und abends trocken ist. Meist gelblich-milder Auswurf am Morgen und ein Husten, der sich durch frische Luft bessert und durch warme stickige Räume verschlechtert. Im Allgemeinen sind dies liebevolle und nachgiebige Menschen, die viel Zuneigung und Trost brauchen.

Ein weiteres, langsam entwickelndes Fiebermittel, aber mit unüberwindbarer Schläfrigkeit und extrem zitternder Schwäche, erinnert uns an ***Gelsemium***. Dieser Zustand geht häufig mit Kopfschmerzen einher, die sich vom Hinterkopf in die Stirn erstrecken. Diese Patienten klagen über schwere Augenlider und berichten, dass ihre Kopfschmerzen durch urinieren deutlich besser werden. Ein weiterer wichtiger Hinweis ist der Frostschauder bei Fieber am Rücken.

Bei Menschen, die ***Nux vomica*** benötigen, sehen wir oft ein sich schnell entwickelndes Fieber. Der Patient friert. Bei geringster Bewegung unter der Decke oder durch das leichteste Abdecken verschlechtert sich sein Zustand und es fröstelt ihn von Kopf bis Fuß. Dabei ist das Gesicht aber heiß und die Nase verstopft – besonders in der Nacht. Die Verstopfung der Nase wechselt mal links, mal rechts. Tagsüber fließt die Nase und sie klagen über stechende Halsschmerzen, die sich zum Ohr erstrecken. Warme Getränke bessern die Halsmerzen und den trockenen Husten.

Bryonia ist ein weiteres, langsam entwickelndes Fieber- und Grippemittel, bei stechenden Schmerzen durch trockenen Husten in der Brust sowie stechenden Stirnkopfschmerzen beim Husten. Die kleinste Bewegung verschlimmert den Zustand von Bryonia. Diese Menschen benötigen dringend Ruhe. Einmal am Tag trinken sie eine große Menge.

Eupatorium perfoliatum *(Durchwachsener Wasserhanf)* ist bei Erkältungskrankheiten angezeigt, die mit starken Gliederschmerzen einhergehen. Trotz großer Müdigkeit und Schlappheit ist der Kranke ruhelos, weil ihn die Schmerzen zu häufigem Lagewechsel zwingen. Frostschauer kriechen über den schmerzhaften Rücken. Die Nase läuft, die Stimme wird zunehmend rau und heiser und vor allem am Abend tritt ein harter Husten auf. Das Fieber ist hoch, meist über 39 °C. Frost und Fieber verschlimmern sich in der Zeit zwischen 7:00 und 9:00 Uhr morgens.

Suchen Sie im Zweifelsfalle immer einen Arzt oder Homöopathen Ihres Vertrauens auf.

Homöopathie bei Heuschnupfen

Liebevolle, weinerliche und trostbedürftige Personen, die an Heuschnupfen leiden, benötigen häufig das homöopathische Arzneimittel ***Pulsatilla***. Sie leiden an heftigem Augenjucken und Tränenfluss. Beides bessert sich durch Kaltanwendungen. Die Absonderungen aus Nase oder Augen können gelb oder wässrig sein, aber immer von mildem Charakter, so wie auch das Wesen dieser Menschen. Häufig leiden sie unter dem Gefühl, verlassen zu sein, selbst wenn sie in Gesellschaft sind. Die Heuschnupfensymptome verschlimmern sich durch Überhitzung, Bettwärme, Sonne und im Freien. Eine Klimaanlage bessert deutlich, sie spendet frische, pollenreine Luft. Allgemein sind diese Menschen durstlos.

Natrium muriaticum *(Kochsalz)* ist bei Heuschnupfen angezeigt, der mit reichlicher Absonderung von eiweißartigem Sekret und Tränenfluss einhergeht. Die Symptome verschlimmern sich im Freien, durch frische Luft oder bei Wind. Betroffene leiden unter Schnupfen trotz verstopfter Nase sowie Niesanfällen, die sie aus Verlegenheit zurückhalten. Allgemein ist Verlegenheit bei diesen Menschen ein großes Thema. Sie empfinden außerdem einen Mangel an emotionaler Zuwendung vonseiten der Menschen, auf die sie zählen. Die Lippen sind trocken und aufgesprungen, in den Mundwinkeln finden sich Risse. Hitze und Sonne können diese Menschen nur schlecht vertragen. Sie haben ein starkes Verlangen nach Salz und verspüren großen Durst.

Plagen Schnupfen und Niesanfälle den gestressten Workaholiker vor allem morgens nach dem Aufstehen, kann ***Nux vomica*** Abhilfe schaffen. Die Nase ist einseitig verstopft, mal links, mal rechts. Tagsüber herrscht Fließschnupfen vor, welcher sich in warmen Räumen verstärkt. In der Nacht ist die Nase dann verstopft, roh und trocken. Durch Frischluft und nach dem Essen verschlimmern sich die Heuschnupfensymptome; warme Getränke und warme Anwendungen bessern. Dieses Mittel hilft überarbeiteten Geschäftsleuten, die Angst haben, aufgrund ihrer Erkrankung nicht mehr funktionieren zu können.

Sulphur hilft Heuschnupfen-Geplagten, die ein starkes Ego besitzen und von sich eingenommen sind. Sie theoretisieren und diskutieren gerne. Sie sind sehr fantasievoll und erfinderisch und von Natur aus warmblütige Personen. Morgens leiden sie unter rot entzündeten, verkrusteten und trockenen Augen. Sie haben das Gefühl, als wären ihre Augen voller Sand. Die Augen jucken und brennen, die Lidränder sind stark gerötet. Beim Schnupfen wechselt sich gelbe, dicke Absonderung mit klarer Flüssigkeit ab, manchmal auch mit übelriechendem Schleim. Die rechte Nasenseite ist verstopft; Niesanfälle verschlimmern sich abends. Die Betroffenen erfahren eine Verschlimmerung im Freien, im warmen Zimmer oder durch Überhitzung. Sie haben großen Durst und ein Verlangen nach kohlensäurehaltigen Getränken.

Silicea *(Kieselerde)* kommt zum Einsatz, wenn sich neben den Heuschnupfenbeschwerden im Gemütsbereich eine starke Erwartungsspannung zeigt. Diese schüchternen Menschen sind sehr organisiert, ernsthaft und korrekt. Sie wirken nachgiebig, weil sie niemals offen widersprechen, aber im Inneren halten sie dennoch starr an ihrer Meinung fest. Es ist ihnen sehr wichtig, dass andere Personen eine gute, unerschütterliche Meinung von ihnen haben. Aus der chronisch verstopften Nase kommen dicke Absonderungen. Abkühlung nach einer Überhitzung verschlimmert ihre Symptome deutlich. Jeder allergische Anfall führt zu einer Nasennebenhöhlenentzündung.

Die leitsymptomatische Verschreibung

Wenn ein Patient besonders unter scharfer, wundmachender, reichlicher Nasenabsonderung und mildem Tränenfluss leidet und sich die Beschwerden dabei an der frischen Luft bessern, ist ***Allium cepa*** *(Küchenzwiebel)* die richtige Arznei. Das Typische für dieses Arzneimittel ist: »Die Nase läuft unaufhörlich!« Der Schnupfen ist vorwiegend auf der linken Seite mit verstopfter Nase. Der Patient klagt über Schläfrigkeit, Konzentrationsmangel und einen benommenen Kopf, welcher sich bessert, wenn die Nase läuft.

Steht ein heftiges, den ganzen Körper erschütterndes lautes Niesen im Vordergrund, ist ***Sabadilla*** *(Läusekörner)* das Mittel der Wahl. Krampfartige Niesanfälle, lautes und schwächendes Niesen durch ständiges Kitzeln und Juckreiz in der Nase und am weichen Gaumen gehören zu diesem Arzneimittel. Das niederschmetternde Niesen drückt die Tränen heraus. Anders wie bei Allium cepa zeigt sich die Besserung in warmen Räumen und die Verschlechterung im Freien und an frischer oder kalter Luft. Diese Patienten frösteln häufig.

Extremer Juckreiz in Nase und Hals, besonders am Gaumen, der sich bis zum Ohr erstreckt, lässt uns natürlich an ***Wyethia*** *(Nordamerikanische Pflanze)* denken. Der Patient muss mit der Zunge kräftig am Gaumen hin- und herreiben, um den Juckreiz zu lindern; meistens wird der Juckreiz durch nichts gebessert. Sie leiden unter Schwäche und Reizbarkeit, weil sie nicht geschlafen haben, vor lauter Juckreiz. Der oben genannte Reizzustand zwingt den Patienten, unaufhaltsam zu räuspern. Die Symptome der Patienten verschlechtern sich um 11:00 Uhr und durch Bewegung. Ein depressives Gefühl, als gäbe es keine Zukunft mehr, drängt sich ihnen auf.

Euphrasia *(Augentrost)* ist angezeigt, wenn der Heuschnupfen-Patient vor allem an stark juckenden, brennenden und tränenden Augen und reichlich mildem Nasenfluss leidet (gegensätzlich zu Allium cepa). Die Augen mit wundmachendem Tränenfluss führen zur Lichtempfindlichkeit und somit zum ständigen Augenblinzeln. Der Betroffene erwacht morgens mit krustig verklebten Augenlidern. Es zeigt sich übermäßiger Tränenfluss beim Husten und reichlicher Fließschnupfen am Morgen mit heftigem Husten und vermehrtem Auswurf. Die genannten Symptome verschlechtern sich tagsüber, hingegen eine deutliche Besserung beim Liegen in der Nacht.

Weitere homöopathische Arzneien bei Heuschnupfen

Wenn durch feuchtkaltes Wetter oder nach kalten Nächten warme Tage folgen, zeigt sich meist ***Dulcamara*** *(Bittersüßer Nachtschatten)* mit den charakteristischen Symptomen von asthmatischer Atmung und ständigem Niesen, welche sich vor allem in kalten Räumen verschlimmern. Ebenso verschlimmert sich dieser Zustand bei frisch gemähtem Gras, frischer Luft und geringster kalter Zugluft. Eine Besserung erfahren diese Menschen in warmen Räumen. Es ist ein wichtiges homöopathisches Arzneimittel bei Heuschnupfen im späten Sommer oder im Herbst.

Ein weiteres Mittel bei Heuschnupfen oder Heuasthma bei warmem Wetter ist ***Naja*** *(Königskobra)*. Diese Patienten zeigen vorwiegend eine ständig stark verstopfte Nase, meistens tagsüber und auf der linken Seite. Es kommt nur wenig wundmachende Absonderung aus der Nase. Eine Verschlimmerung sehen wir an frischer Luft und morgens. Diese Menschen sind sehr kälteempfindlich. Das Wesen von Naja ist mild und nachgiebig. Sie grübeln über eingebildete Probleme nach.

Agaricus *(Fliegenpilz)* wird meistens eingesetzt bei besonders heftigem Jucken in den Ohren und am oberen Gaumen. Ein Leitsymptom für dieses Mittel ist, dass der Husten mit Niesen endet. Diese Patienten frieren und im Geistes- und Gemütszustand zeigen sie eine ausgeprägte Angst um ihre Gesundheit, allem voran vor Krebs. Ein weiteres Merkmal ist, dass die Schmerzen dieser Menschen sich meist diagonal zeigen, z. B. rechte Schulter und linkes Knie.

Bei ***Arsenicum album***-Patienten zeigt sich häufig eine wundmachende, wässrige Absonderung aus der Nase – bei völlig verstopfter Nase, besonders auf der rechten Seite, mit brennenden Schmerzen. Die Symptome bessern sich durch häufiges Trinken von warmen Getränken in kleinen Mengen sowie durch Aufenthalt in warmen Räumen. Die Kälte und das Einatmen von kalter Luft verschlimmern die Symptome. Aus Angst vor ernsthafter Krankheit entsteht die typische Abhängigkeit zu anderen Menschen und das Verlangen nach Gesellschaft. Begleitet ist dieser Krankheitszustand immer von Angst, Ruhelosigkeit und Erschöpfung.

Homöopathie bei Gelenksschmerzen

Tritt nach Überanstrengung der Gelenke ein Wundheitsschmerz oder Prellungsgefühl auf, schafft das Mittel ***Arnica*** *(Bergwohl)* Abhilfe. Es kommt außerdem zum Einsatz, wenn nasskalte Bedingungen bzw. Wetterverhältnisse der Auslöser für die Beschwerden sind, z. B. Schmerzen nach Sitzen in durchnässter Hose. Jegliche Erschütterung verschlimmert den Schmerz. Der Betroffene reagiert äußerst empfindlich auf Berührung oder wenn er angestoßen wird.

Gelenkschmerzen, die nach Überanstrengung auftreten und mit heftig stechendem Schmerz einhergehen, verlangen nach ***Bryonia***. Da auch schon die geringste Bewegung Schmerzen verursacht, ist der Betroffene gezwungen, ruhig zu bleiben. Sitzen oder Liegen bessert die Beschwerden, vor allem das Liegen auf der schmerzhaften Seite bzw. Druck auf die betroffene Stelle.

Entstehen Gelenkschmerzen durch nasskalte Bedingungen oder Witterung und gehen mit dem Gefühl von Gelenkssteifheit einher, ist ***Rhus toxicodendron*** *(Giftsumach)* das Mittel der Wahl. Die Beschwerden verschlimmern sich nachts und durch Ruhe, bessern sich durch Warmanwendungen. Charakteristisch für die

Wahl dieses Arzneimittels ist folgendes Symptom: Zu Beginn der Bewegung erfährt der Betroffene eine Verschlimmerung seiner Beschwerden, bei fortlaufender Bewegung aber eine Besserung.

Wenn die Gelenksschmerzen bereits degenerativ sind und die Hüft-, Knie- oder Fußgelenke Verkalkungen aufweisen, kann ***Calcium carbonicum*** *(Austernschalenkalk)* die Beschwerden lindern. Die Schmerzen verschlimmern sich durch nasskaltes Wetter und Anstrengung, Wärme und Ruhe bessern. Betroffene haben Verlangen nach Eiern und Milch.

Formica rufa *(Rote Waldameise)* zeigt sich in ihrem Symptomenausdruck durch Gelenksentzündungen, die von einem Gelenk zum anderen wandern. Das Gelenk ist sehr schmerzhart entzündet, rot und heiß – kleinste Bewegungen verschlimmern. Kaum ist eine Entzündung in dem einen Gelenk nach ein bis zwei Tagen abgeklungen, tritt sie in einem anderen Gelenk in derselben Art und Weise wieder auf.

Homöopathie bei Augenentzündungen

Bindehautentzündung

Leidet der Betroffene unter einer Bindehautentzündung und hat dabei das unangenehme Gefühl, Sand in seinem Auge zu verspüren, lindert das homöopathische Arzneimittel ***Sulphur*** die Beschwerden. Die eitrig gelblichen Absonderungen brennen und das Auge selbst ist gerötet, besonders an den Augenlidern und Lidrändern. Die Beschwerden verschlimmern sich morgens, durch Hitzeeinwirkung und Waschen, bessern sich hingegen durch Kaltanwendungen.

Argentum nitricum *(Silbernitrat)* ist das Mittel der Wahl bei eitrigen Bindehautentzündungen, die mit reichlich krustiger Eiterabsonderung im Augenwinkel einhergehen. Vor allem morgens ist das gesamte Auge verklebt. Hitze und warme Räume verschlechtern den Zustand, Kälte und kalte Anwendungen bessern.

Wird eine eitrige Bindehautentzündung von nächtlichem Speichelfluss begleitet, verschafft ***Mercurius solubilis*** Abhilfe. Der Betroffene schwitzt sehr stark und kann weder Kälte noch Hitze gut vertragen.

Pulsatilla kann sowohl bei akuter eitriger Bindehautentzündung als auch bei chronischer oder allergischer Bindehautentzündung angezeigt sein, wenn die Absonderungen dick, mild und (meist) gelb sind und der Betroffene nach frischer Luft und Kaltanwendungen verlangt. Die Räume müssen gut gelüftet werden, denn warme und stickige Räume verschlimmern die Beschwerden. Die Gemütslage des Betroffenen ist weinerlich, außerdem ist er durstlos.

Augenverletzung

Trifft und verletzt ein Schlag oder ein stumpfer Fremdkörper (z. B. Tennisball oder Apfel) das Auge unverhofft, erleidet der Betroffene einen plötzlichen Schock. Das verletzte Auge brennt schmerzhaft, ist rot entzündet und tränt reichlich. Kälte und kalte Umschläge bessern. Durch den Schreck wird der Betroffene ängstlich und unruhig, er befürchtet eine Erblindung und lässt sich schwer beruhigen. Diese Schocksituation verlangt nach dem homöopathischen Arzneimittel ***Aconit***.

Bleibt nach dem Schlag durch einen stumpfen Gegenstand (z. B. durch das Zuwerfen einer Orange, eines Tennisballs oder Schneeballs) auf das Auge und trotz der Anwendung von Aconit weiterhin ein Schmerz im Augapfel bestehen, kommt ***Symphytum*** *(Gemeiner Beinwell)* zum Einsatz.

Entstehen Bindehautschwellung und Blutungen im Auge durch Stichverletzungen (z. B. durch Splitter oder sonstiges Spitziges) ist ***Ledum*** *(Sumpfporst)* das richtige homöopathische Arzneimittel. Der Betroffene verspürt Kälte im verletzten Auge, dennoch bessern Kälte und Kaltanwendungen.

Schnittverletzungen (wie durch ein Blatt Papier) oder Schnittwunden (wie durch scharfe Instrumente nach Operationen) verlangen nach ***Staphisagria*** *(Stephanskraut).*

Risswunden, wie sie bei Verletzungen mit scharfen Dornen entstehen, verlangen hingegen nach dem Mittel ***Calendula*** *(Ringelblume).*

Homöopathie bei tränenden Augen

Der Tränenfluss bei ***Natrium muriaticum***-Patienten ist reichlich, vor allem beim Lachen. Diese Menschen sind verbittert und enttäuscht, der Gram sitzt tief. Sie können nicht mehr weinen, auch wenn eine Situation noch so traurig ist. Zu viele Tränen haben sie bereits über ihr Schicksal in den vergangenen Jahren vergossen. Häufig sehen wir auch das Tränen der Augen beim Lesen und beim Aufenthalt im Freien.

Das wichtigste homöopathische Arzneimittel bei Tränenfluss am linken Auge ist ***Ignatia*** *(Ignatiusbohne)*. Eine Verschlimmerung zeigt sich vor allem beim Gähnen. Auffällig ist, dass diese Menschen das Rauchen anderer nicht vertragen und es den Tränenfluss sichtlich verschlimmert. Liebeskummer, belogen oder betrogen zu werden ist oft der Auslöser dafür. Das Gemüt der betroffenen Personen wechselt schnell. In einem Moment lachen sie, im anderen weinen sie. Das unwillkürliche Seufzen sowie der Tränenfluss am linken Auge ist Ausdruck ihres inneren Leidens.

Bei ***Sepia*** *(Tintenfisch)* Menschen zeigt sich der Tränenfluss bei Bewegung an kalter Luft, sowie morgens nach dem Erwachen oder abends, bevorzugt am rechten Auge. Es sind schnell gereizte, überarbeitete und ebenso zurückgezogene Menschen wie bei Natrium muriaticum in ihrem Kummer. Das Ventil von Sepia ist Joggen oder Fahrrad fahren. In ihrem Tempo alleine auf einen Berg zu rennen ist ein weiteres Merkmal bei diesen Personen.

Zu guter Letzt noch das homöopathische Arzneimittel ***Zincum metallicum*** *(Metallisches Zink)*. Hier tritt der Tränenfluss besonders abends und in der Nacht auf. Die genannten Symptome sind oft begleitet durch ruhelose Beine und Füße, vor allem abends im Bett oder beim Sitzen. Das ganze Nervensystem ist überreizt. Die Betroffenen klagen und jammern ununterbrochen. Diesem

Arzneimittel liegt selten ein Kummer zugrunde, sondern meist ein unterdrückter Hautausschlag. Das Trinken von Wein verschlimmert zusätzlich ihren gesamten Zustand.

Homöopathie bei Überhitzung und Sonnenstich

Bei Sonnenstich, der mit plötzlichen, rechtsseitigen Stirnkopfschmerzen und rotem Gesicht einhergeht und sich durch Berührung verschlimmert, ist ***Belladonna*** angezeigt. Sogar das Kämmen der Haare kann schon schmerzhaft sein. Oft tritt zudem hohes Fieber auf, die Hände und Füße sind kalt. Trotz trockenem Mund besteht Durstlosigkeit.

Tritt ein Sonnenstich infolge von zu viel Hitze auf (z. B. durch Einschlafen in der Sonne) und geht mit Ruhelosigkeit und Ängstlichkeit einher, ist ***Aconit*** das Mittel der Wahl. Neben plötzlicher Hitze im Kopf mit hochrotem Gesicht verspürt der Betroffene Schwindel, es brennt und kribbelt ihn auf der Haut.

Glonoinum *(Nitroglycerin)* leistet hervorragende Hilfe bei pochenden Kopfschmerzen, die mit plötzlichem

Blutandrang zum Kopf einhergehen und durch zu langen Aufenthalt in der Sonne oder Hitze entstehen. Die Schläfenadern pulsieren und stehen hervor. Der Betroffene hat das Gefühl, sein Kopf würde gleich platzen. Häufig ist dieser Zustand von Übelkeit begleitet, die zur Ohnmacht führen kann.

Treten Hitzekopfschmerzen nach dem Schlaf auf oder verschlimmern sich durch Schlaf und gehen mit dunkelrotem, fast bläulichem Gesicht (meist linke Wange) einher, wird ***Lachesis*** Linderung verschaffen. Berührung verschlimmert die Beschwerden.

Auch ***Natrium muriaticum*** ist hilfreich bei Kopfschmerzen infolge von zu viel Sonne oder Hitze. Schon zehn Minuten ohne Hut oder Schatten und der Betroffene hat das Gefühl, es würden tausend kleine Hämmer in seinem Kopf einschlagen. Liegen im dunklen Raum sowie das Trinken kalter Getränke bessert die Beschwerden. Er hat großen Durst auf kaltes Wasser, Coca-Cola oder Bitter Lemon.

Menschen, die ***Pulsatilla*** benötigen, vertragen Hitze und Sonne genauso schlecht. Der Unterschied zu Nat-m. ist, dass sie durstlos sind und ihre Kopfschmerzen wandern. Es schmerzt mal hier, mal da, einmal ist es die Schläfe, dann die Stirn, dann der Hinterkopf usw. Besonders das Trinken von kaltem Wasser oder der Genuss von Eiscreme kann Kopfschmerzen auslösen oder diese verschlimmern.

Menschen, die durch Aufenthalt in der Sonne bzw. bei extrem starker Hitze kaltschweißig und geschwächt, fast einem Kollaps nahe sind, brauchen häufig die homöopathische Arznei ***Carbo vegetabilis*** *(Holzkohle)*. Oft ist dieser Zustand begleitet von Übelkeit mit Auftreibung im Oberbauch und Durchfall. Das Zufächern von Luft bringt Erleichterung, Hinlegen verschlimmert noch mehr. Die Atmung und der Kreislauf werden schwächer.

Natrium carbonicum *(Natriumkarbonat)* ist das Mittel der Wahl, wenn Personen – ausgelöst durch Sonne oder Überhitzung – über Kopfschmerzen, die das Denken unmöglich machen, klagen. Vor allem dann, wenn die Kopfschmerzen anhaltend und wiederkehrend über Tage auftreten und sich mit Verdauungsbeschwerden abwechseln. Zudem verschlechtert der Genuss von Milch oder Honig deutlich die Beschwerden, meist zeigt sich jedoch eine starke Abneigung gegenüber Milch.

An ***Gelsemium*** *(Wilder Jasmin)* denken wir, wenn sich Kopfschmerzen, Schwäche und Zittern als Folge von zu langem Aufenthalt in der Sonne entwickeln. Kopfschmerzen, welche sich vom Nacken in Stirn und Augen erstrecken, werden meist durch Urinieren besser.
Ein weiteres Leitsymptom in diesem durch Sonnenstich entstandenen Kopfschmerz-Zustand sind die schweren, niedergedrückten Augenlider.

Amyl nitrosum *(Amylalkohol)* ist im Ausdruck seines Symptomenbilds sehr speziell. Die Betroffenen leiden unter starkem, tiefem, wiederholten Gähnen nach Aufenthalt in der Sommerhitze sowie an einem heißen Gesicht, heißen Ohren und einem kalten Hals. Es pocht synchron mit dem Herzschlag. Sie verlangen nach frischer Luft, öffnen Türen und Fenster, um sich Erleichterung zu verschaffen.

Homöopathie bei Verletzungen

Arnica ist unser beliebtestes Arzneimittel bei Verletzungen durch stumpfe Gegenstände – wenn sich Prellungen, Quetschungen oder Blutergüsse zeigen. Zudem ist es eines der wichtigsten Mittel bei Kopfverletzungen und Gehirnerschütterungen oder Verletzungen der Wirbelsäule. Auch darf es niemals fehlen bei Überanstrengungen der Muskeln und Bänder. Der Patient empfindet Wundschmerzen und will auf keinen Fall berührt werden. Eine Besserung erfährt er durch sanfte Bewegungen.

Wir verschreiben das Mittel ***Bryonia*** gerne bei Verletzungen der Muskeln, Sehnen und Gelenke. Leitsymptomatisch für die Verschreibung dieses homöopathischen Arzneimittels ist die Schmerzhaftigkeit bei jeder

Bewegung. Der Patient ist gezwungen, regungslos und absolut ruhig zu liegen. Sie klagen über heftige Schmerzen mit stechendem Charakter, die sich beim Liegen auf der schmerzhaften Seite und durch Druck bessern.

Hypericum *(Johanniskraut)* ist angezeigt bei Verletzungen der Wirbelsäule oder anhaltenden Erschütterungen im Nackenbereich, Steißbeinverletzungen oder allgemein bei Verletzungen von nervenreichen Körperteilen wie etwa Augen, Finger, Fingernägel, Zehen oder Handflächen und Fußsohlen. Die Schmerzen erstrecken sich nach oben. Durch ruhiges Liegen tritt deutliche Besserung ein. Dennoch sind die Schmerzen in der Nacht am schlimmsten.

Rhus toxicodendron ist ebenfalls ein wichtiges Mittel bei Verletzungen der Muskeln und Sehnen. Das charakteristische Symptom, das uns zu diesem Mittel führt, ist der unerträgliche Schmerz bei Beginn der Bewegung sowie die deutliche Besserung bei fortwährender Bewegung. Diese Menschen leiden unter einer Verschlimmerung durch Kälte und in der Nacht. Auffallend ist die Besserung durch jegliche Einwirkung von Wärme.

Calendula zeigt seine beste Wirkung bei Verletzungen mit zerrissenem Gewebe wie Risswunden, die z. B. durch Krallen- oder Dornverletzungen entstehen. Das Mittel fördert den Wundverschluss und verhindert Eiterungen bei verschmutzen Schürfwunden und allen Verletzungen mit Substanzverlust. Selbst vernachlässigte, übelriechende Wunden werden mit wiederholten Gaben von Calendula geheilt.

Verletzungen der Knochenhaut, des Bindegewebes oder der Sehnen verlangen nach ***Ruta graveolens*** *(Weinraute)*, z. B. bei einem Sturz mit dem Schienbein auf eine Tisch- oder Treppenkante. Die Schmerzen verschlechtern sich sowohl durch Liegen als auch durch Bewegung. Ebenso erleiden sie durch Kälte, feuchtes Wetter und in der Nacht ihre Verschlimmerungen. Charakteristisch für dieses homöopathische Arzneimittel ist, dass das Hängenlassen der betroffenen Körperstelle die Schmerzen verschlimmert, das Hochheben derselben verbessert. Der Betroffene ist sehr ruhelos und wechselt häufig seine Position.

Homöopathie bei Stich- und Bissverletzungen

Die verschiedensten Anwendungsbereiche bei Stichverletzungen sind: Insektenstiche, Dornenverletzungen, Holzspießsplitter oder auch Messerstichverletzungen. Bissverletzungen z. B. von Katzen, Hunden, Mäusen – alles, was spitzige Zähne hat.

Die Stichverletzung von ***Apis*** *(Honigbiene)* zeigt eine heiße, rote, ödematöse Schwellung. Die Schmerzen sind brennend oder stechend. Hitze verschlechtert und Kaltanwendungen bessern deutlich. Es ist vor allem angezeigt bei Bienen- und Wespenstichen, überhaupt bei allen Insektenstichen – wenn es dem oben genannten individuellen Symptomenkomplex entspricht.

Anders wie Apis zeigt sich ***Ledum*** in seinem Symptomenbild bei den oben genannten Stich- und Bissverletzungen mit einer blassen, kalten Schwellung an den betroffenen Stellen. Die Schmerzen sind ebenfalls von stechendem Charakter. Nachts und durch Bettwärme verschlimmert sich der schmerzhafte Zustand sehr. Und wie bei Apis bessert sich der Schmerz und die Entzündung durch Kaltanwendungen sichtbar und spürbar.

Hypericum ist unser wichtigstes homöopathisches Arzneimittel bei Stich-, Riss- und Bissverletzungen an Finger- und Zehenspitzen, Fußsohlen und Handflächen – somit bei Verletzungen von Nervengewebe und Nervenenden. Die Patienten klagen über stechende, ziehende Schmerzen, die von unten nach oben schießen. Bezeichnend für diesen schmerzgezeichneten Zustand ist, dass die Berührung, der Druck und die Bewegung, ebenso die kalte Luft als auch die Nacht verschlechtern.

An ***Silicea*** denken wir vor allem bei einer Splitter- oder Holzspießverletzung. Es fördert die Austreibung von Fremdkörpern aus dem entzündlich eiternden Haut- und Unterhautgewebe. Das Frösteln am Abend, selbst im warmen Zimmer, ist in diesem Zusammenhang noch zu erwähnen. Zudem auch der eigenartig riechende, reichliche Schweiß nachts und gegen Morgen vor allem am Kopf und an den Füßen.

Letztlich soll noch das Mittel der Wahl bei tiefen Messerstichverletzungen erwähnt werden, welches mit starken Blutungen und stechenden splitterartigen Schmerzen, die bei Berührung, Temperaturwechsel, nachts (vor allem nach Mitternacht) einhergehen: ***Nitricum acidum*** *(Salpetersäure)*. Eine deutliche Besserung ihrer Schmerzen erfahren diese Menschen beim Fahren in einem Auto.

Homöopathie bei menstruellen Beschwerden

Beschwerden vor (PMS), während und nach der Menstruation: Reizbarkeit, Weinerlichkeit, Traurigkeit, Brustspannen, Rückenschmerzen, Kopfschmerzen sowie arbeitswütig im Haushalt.

Bei unserem letzten Mittel unserer Materia medica, ***Zincum metallicum***, sehen wir häufig die Weinerlichkeit vor und während der Menses. Begleitend leiden diese Frauen an Schmerzen in der Brustdrüse (Mamma); vor- und wundmachende Schmerzen während der Menses. Die Reizbarkeit zeigt sich allerdings nur während der Periode. Ein auffälliges allgemeines Symptom ist die Verschlimmerung durch Trinken von Wein sowie die Ruhelosigkeit der Beine.

Frauen, die ein hohes Gerechtigkeitsbewusstsein in sich tragen und an Traurigkeit vor und während der Menses leiden, benötigen häufig das homöopathische Arzneimittel ***Causticum***. Ebenso klagen sie auch unter Reizbarkeit vor und während der Menses. Das Begleitsymptom in diesem Zustand ist oft der Rückenschmerz am Beginn und während der Monatsblutung. Von Natur aus haben sie eine große Liebe und ein tiefes Mitgefühl mit Tieren.

Ein homöopathisches Arzneimittel, welches man bei PMS nie vergessen sollte, ist ***Veratrum album***. Diese Betroffenen klagen über Übelkeit und Erbrechen sowie Schweißausbrüche vor und während der Periode. Ein weiteres Symptom sind die Kopfschmerzen vor und während der Blutung. Auffällig ist der große Durst auf eiskalte, zitronenhaltige Getränke.

Bei ***Magnesium carbonicum*** *(Magnesiumcarbonat)* ist der Schmerz im Rücken in der Lumbalregion, vor und während sowie am Beginn der Menses wahlanzeigend. Sie sind unerfrischt am Morgen beim Erwachen und schwitzen während der Periode. Auslöser für diesen Zustand können oft Streitigkeiten in der Familie sein.

Der ***Conium***-Zustand begegnet uns häufig bei Frauen, die aus religiösen Gründen ihre Sexualität unterdrücken. Das PMS zeigt sich in erster Linie in der Brustdrüse selbst. Sie klagen über starke Schmerzen in der Brust vor allem vor und während der Monatsblutung. Gleichzeitig sehen wir die Traurigkeit der betroffenen Frauen jeweils vor der Blutung.

Nicht zuletzt noch einige Worte zu unserer gewissenhaften, durchstrukturierten, sportgedrängten ***Sepia***-Frau. Von der Reizbarkeit über die Weinerlichkeit bis hin zur Traurigkeit vor der Periode ist alles möglich. Auffällig ist ihr arbeitswütiger Ordnungszwang vor der Periode. Im ganzen Monat davor hat sie kein Interesse an häuslicher Angelegenheit. Doch dann kurz vor der Monatsblutung wird ein Generalputz durch das ganze Haus gemacht. Nicht zu übersehen ist die Lust auf Nutella oder Schokolade in dieser Zeit.

Homöopathie bei unerfülltem Kinderwunsch

Um Frauen mit unerfülltem Kinderwunsch homöopathisch zu unterstützen, ist es wichtig, die ureigenste Empfindlichkeit zu erkennen und die unterhaltende Krankheitsursache zu behandeln. Falls keine medizinische, körperliche Ursache besteht und es sich bei der Kinderlosigkeit um seelische oder hormonelle Probleme handelt, ist es auch möglich, eine Frau mit Kinderwunsch in eine Schwangerschaftsbereitschaft zu bringen. In jedem Fall ist es wichtig, dass jeder Organismus in seiner individuellen Reaktionsweise erfasst wird. Da es sich aus klassisch homöopathischer Sicht beim Kinderwunsch nicht um eine Akuterkrankung handelt, die Betroffene selbst behandeln können, wenden Sie sich bitte an die Homöopathin Ihres Vertrauens.

Hier nur ein kleiner Auszug von wenigen homöopathischen Arzneimittel zum Thema Kinderwunsch aus einem wirklich großen Repertoire.

Natrium muriaticum: Empfinden Frauen einen starken Mangel an emotionaler Zuwendung von den Menschen, die ihnen am nächsten stehen, führt dies zum Gefühl von Ablehnung, Zurückweisung und Enttäuschung.

Häufig ist eine unerfüllte oder enttäuschte Liebe der Auslöser für ihren stillen Kummer, der zu Schlafproblemen führt. Auf körperlicher Ebene leiden diese Patientinnen außerdem an Kopfschmerzen und wiederkehrendem Lippenherpes. Sie sind lichtempfindlich und vertragen Sonne und Hitze nur schlecht.

Ignatia: Stiller, unterdrückter Kummer kann zu heftigen, hysterischen Ausbrüchen führen, die zu wechselhaften Emotionen führen. Auf körperlicher Ebene treten häufig Verkrampfungen und Atembeschwerden auf, z. B. schmerzhafte Verengungen, Zuckungen, Hyperventilation, Seufzen, Schluckauf oder ein Kloßgefühl im Hals. Der Auslöser dieser Beschwerden ist dabei häufig eine enttäuschte Wunschvorstellung, wenn es also zu einem Konflikt zwischen der eigenen Illusion und der Realität kommt, wie z. B. bei einer enttäuschten Liebe.

Nux vomica: Entsteht durch fortwährenden Stress, zu viel Arbeit und geistige Überanstrengung. Der Organismus kann aufgrund von Dauerbelastung nicht mehr zur Ruhe kommen und entspannen. Diese permanente Überforderung führt oft zu Magenschmerzen oder Schlafmangel, wodurch vermehrt Schlaf- oder Säureblocker zum Einsatz kommen. Die Angst, »nicht mehr zu funktionieren«, lässt diese Patientinnen zu Stimulanzien wie Kaffee, Alkohol oder Tabak greifen.

Pulsatilla: Zum Gefühl von Verlassenheit kann es bei liebevollen, sanften und nachgiebigen Frauen kommen, wenn sie die dringend benötigte Zuwendung und Unterstützung von ihrem engsten Umkreis nicht erhalten. Ihr mitfühlendes und weinerliches Wesen unterliegt starken Stimmungsschwankungen und verlangt nach Gesellschaft, Trost und Empathie. So veränderlich wie ihr Gemüt sind auch ihre körperlichen Beschwerden, mal zwickt es hier, mal brennt es dort und besonders nachts um 2:00 Uhr erfahren sie eine Verschlimmerung. Die Patientinnen frösteln, haben aber ein Verlangen nach frischer Luft und vertragen Wärme nicht gut.

Sepia: Anhaltende Überforderung im familiären Bereich oder die Doppelbelastung durch Berufs- und Hausarbeit können im psychischen Bereich zu Reizbarkeit und Überempfindlichkeit führen. Im weiteren Verlauf kommt es zu emotionaler Gleichgültigkeit und körperlicher Stumpfheit bis hin zu einer Depression. Diese Patientinnen sind nicht mehr belastbar, ertragen keinen Widerspruch und können sogar Abneigung gegen ihre Familie oder den Ehemann entwickeln. Die emotionale Gleichgültigkeit kann etwa durch hormonelle Erkrankungen oder Sterilitätsbehandlungen ausgelöst werden und auch Zweifel in Bezug auf den Kinderwunsch in der Patientin auslösen.

Sulphur: Der Organismus kann in seinem Gleichgewicht gestört werden, wenn es bei sehr selbstsicheren, ichbezogenen Personen zu einer Verletzung des übersteigerten Ich-Bewusstseins kommt. Diese fantasievollen Patientinnen argumentieren, theoretisieren und diskutieren sehr gerne. Sie sind warmblütig und nachts im Bett erhitzen sich ihre Füße sehr stark. Schmerzen werden vorwiegend als brennend empfunden. Vormittags um 11:00 Uhr befällt diese Patientinnen ein heftiges Hunger- und Leeregefühl im Magen.

Homöopathie bei Schwangerschaftsübelkeit

Viele Frauen leiden in der Frühschwangerschaft unter Übelkeit. Homöopathie kann in dieser Zeit auf sanfte Art dazu beitragen, das Wohlbefinden von Mutter und Kind zu stärken.

Bei Schwangerschaftsübelkeit mit stillem Kummer, Zuckungen, Schluckauf und Seufzen; bei wechselhaften emotionalen Ausbrüchen und Kloßgefühl im Hals; Abneigung gegen Obst und Zigarettenrauch; besonders aber bei nervösen Magenstörungen nach enttäuschter Liebesbeziehung ist ***Ignatia*** angesagt.

Nux vomica ist bei ohnmachtsartiger Schwangerschaftsübelkeit, Stein- oder Klumpengefühl und Hochsteigen von Wasser im Mund mit Mangel an Lebenswärme das passende Mittel. Die werdende Mutter hat dabei das Gefühl zu erbrechen, kann aber nicht.

Bei Schwangerschaftsübelkeit durch den Geruch, Anblick oder den Gedanken an Speisen mit Verlangen nach Saurem, Essig oder Joghurt kann ***Sepia*** helfen. Typisch für dieses Mittel ist Abneigung, Reizbarkeit, Überempfindlichkeit und Gleichgültigkeit gegenüber Familie und Ehemann bis hin zur Depression.

Pulsatilla hilft Frauen mit mildem, nachgiebigem, sanftem, weinerlichem Wesen, die viel frösteln, aber die Wärme nicht gut vertragen. Die werdende Mutter braucht Unterstützung, Trost und Zuwendung. Sie ist durstlos und leidet besonders nach dem Essen unter Sodbrennen und Übelkeit.

Bei Angst, Ruhelosigkeit und Erschöpfung, großem Durst auf häufig kleine Mengen warmer Getränke kann ***Arsenicum album*** unterstützend wirken. Die werdende Mutter leidet unter großer Übelkeit, mit Brennen und Kältegefühl im Magen. Sie erbricht sofort nach der Aufnahme von kleinsten Mengen an Essen und Trinken.

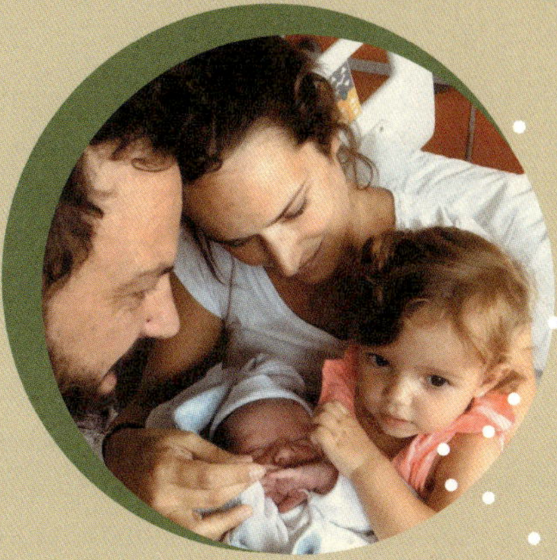

»Wähle in jedem Krankheitsfalle eine Arznei, welche ein ähnliches Leiden für sich (bei einem Gesunden) erregen kann, als sie heilen soll.«

SAMUEL HAHNEMANN

Colchicum *(Herbstzeitlose)* ist häufig angezeigt bei anhaltender Übelkeit während der Schwangerschaft. Die Patientin leidet unter großer Empfindlichkeit auf Essensgerüche wie z. B. Fisch, Eier und fettes Fleisch. Sie haben Verlangen nach vielerlei Verschiedenem, aber Abneigung dagegen, wenn sie es riechen. Der Geruch von Speisen verursacht Übelkeit, die auch zu Ohnmacht mit enormer Auftreibung des Bauches führen kann. In der weiteren Geschichte der Patientin sehen wir nicht selten wandernde Entzündungen der Gelenke, die sich durch geringe Bewegung verschlechtern.

Die homöopathischen Mittel sollten aufgrund der Persönlichkeit der werdenden Mutter und unter Berücksichtigung des individuellen Krankheitsbildes ausgewählt werden.

Homöopathie bei Geburt

Caulophyllum *(Frauenwurzel)* ist im Geburtsprozess angezeigt bei zu schnellen kurzen Wehen hintereinander (heftige, schmerzhaften Wehen) mit Zittern und erschöpfender Schwäche, die zur Unterbrechung der Wehen führt. Die Patientinnen sind nervös und sehr aufgeregt, weil die Geburt zu langsam geht. Das Fruchtwasser ist längst schon abgegangen, aber der Muttermund öffnet sich nicht. Die Gebärende fröstelt und hat großen Durst.

Bei zu schwachen Wehen, wenn sich der Muttermund nicht öffnet, sie nervös, gereizt und voller Angst ist, braucht die Gebärende ***Cimicifuga*** *(Traubensilberkerze).*

Bei weichem Muttermund, schwachen, kurzen unregelmäßigen Wehen und großen Wehenpausen mit Schmerzen in Rücken, Becken und Oberschenkeln ist ***Pulsatilla*** angezeigt. Das Wesen dieser Patientin zeigt sich in Weinerlichkeit mit Verlangen nach Trost und Zuspruch, was ihren Zustand bessert. Sie hat Verlangen nach frischer Luft und verträgt keine warmen stickigen Räume.

Sepia bei schmerzhaften Wehen und Schmerzen im Lumbosakralbereich. Während der Schwangerschaft hat sie ständig das Gefühl von Abwärtsdrängen, als ob das Kind herausfallen würde, daher muss sie ständig die Beine überkreuzen. Zuletzt kommt es nicht selten zu einem rigiden Muttermund.

Nux vomica kann helfen bei erfolglosem Stuhldrang bei jeder Wehe, mit starker Überempfindlichkeit auf Schmerz, Reden, Licht und Gerüche. Diese Patientinnen sind ungeduldig, gereizt, gestresst und äußerst kälteempfindlich. Die Schwangere klagt über Schmerzen in der Lumbalregion, das Drehen im Bett ist fast unmöglich.

Chamomilla *(Echte Kamille):* Die reizbare Patientin leidet unter extrem schmerzhaften Wehen. Wenn die Schwangere nach bestimmten Dingen verlangt und man sie ihr reicht, weist sie diese zurück.

Bei extrem schmerzhaften Wehen, die plötzlich kommen und gehen, mit hochrotem Gesicht und kleinen Blutungen in der Bindehaut, bei kalten Händen und Füßen ist ***Belladonna*** das Mittel der Wahl.

Aconit ist angezeigt bei schmerzhaften Wehen mit Todesangst und Ruhelosigkeit.

Coffea *(Kaffee)* ist das gebräuchlichste homöopathische Mittel, um den Dammschnitt zu verhindern.

Ist der Dammschnitt trotzdem notwendig, braucht die Patientin ***Staphisagria***.

Wenn der Damm gerissen ist, verabreichen sie ***Calendula***.

China *(Roter Chinarindenbaum)* ist das Mittel der Wahl, wenn sich der Mutterkuchen nach der Geburt nicht lösen lässt, vor allem bei Frauen, die während der Geburt viel Blut verloren haben und dadurch einen extremen Erschöpfungszustand erleiden.

Homöopathie bei Blutungen nach der Geburt

Aconit: bei hellroten Blutungen mit Ängstlichkeit und Ruhelosigkeit nach einer traumatischen Geburt; bei seelischem Schock.

Arnica: hellrote Blutung mit Wundschmerzen im ganzen Genitalbereich mit Berührungsempfindlichkeit, heißem Kopf und eiskaltem Körper; bei körperlichem Schock.

Belladonna: bei hellroter Blutung, mit blutunterlaufenen Augen durch Blutandrang zum Kopf.

Pulsatilla: bei dunkler, stoßweiser Blutung nach der Geburt mit Weinerlichkeit, Traurigkeit, Frischluft-Verlangen, Durstlosigkeit und Trostbedürftigkeit.

Phosphor: hellrote Blutung nach schwerer Geburt. Die Patientin ist blass, kalt und frostig, mit Verlangen nach eiskalten Getränken oder kalter Milch.

Ipecacuana *(Brechwurzel):* schwallartige helle Blutung; das Blut gerinnt nur schwer mit anhaltender Übelkeit, die durch Erbrechen nicht gebessert wird. Die Patientin ist völlig handlungslos. Übelkeit mit starkem Speichelfluss.

Sabina *(Sadebaum):* reichliche gussartige Blutung mit dunklen Klumpen, begleitet mit ziehenden Schmerzen vom unteren Rücken, die sich zum Schambein erstrecken. Die Patientin fühlt sich wohler bei geöffnetem Fenster.

China: bei starkem Blutverlust mit Kopfschmerzen, die täglich oder periodisch alle 2 bis 7 Tage auftreten; sie sind schlimmer im Liegen und besser im Sitzen. Extreme Schwäche; die gerade Mutter gewordene Patientin kann sich kaum auf den Beinen halten.

Das neu geborene Kind bekommt zuerst ***Aconit C200*** (wegen Geburtsschock): 3 Globuli pur, 5 Minuten später nochmals 3 Globuli pur. 1 Stunde nach der Geburt ***Arnica C200***: 3 Globuli pur, 12 Stunden später nochmals 3 Globuli pur (in die Wange).

Homöopathie bei Wochenbettdepression – posttraumatische und postnatale Zustände nach der Geburt

Geistige und körperliche Erschöpfungszustände nach Geburt mit starker Ängstlichkeit, selbst Nachrichten im Fernsehen können schon sehr belastend sein. Dies beschreibt das Bild von ***Calcium carbonicum***. Die Patientin ist bei geringster körperlicher Anstrengung außer Atem, nur wenige Treppenstufen sind ihr schon zu viel. Sie schwitzt stark, besonders am Nacken im Schlaf und bei Aufregung. Der Schweiß riecht sauer. Ihnen ist kalt und Kälte oder kaltfeuchtes Wetter verschlechtert.

Wenn wir eine Patientin mit wechselhafter Stimmung, hysterischer Nervosität, von himmelhochjauchzend ganz schnell wieder zu Tode betrübt nach der Geburt erleben, dann denken wir an ***Ignatia***. Sie lachen, dann weinen sie, schluchzen und seufzen, so geht das immer wieder fort. Die unterhaltende Krankheitsursache für diesen Zustand liegt meist in einer problematischen Beziehung voller Enttäuschungen. Widerspruch und Trost sowie Zigarettenrauch verschlimmert ihren Zustand.

Ruhelosigkeit und extreme Reizbarkeit infolge von zu starker Schmerzempfindlichkeit nach Geburt verlangt ***Chamomilla***. Vor allem dann, wenn die Schlaflosigkeit und die zu vielen Medikamente, der Zorn und Ärger über den Geburtsverlauf die auslösenden Ursachen sind. Der Durst ist groß. Kälte bessert und Hitze verschlechtert. Ihre Launenhaftigkeit ist oft nur schwer auszuhalten. Sie verlangt nach Verschiedenem und wenn sie es bekommt, dann will sie es nicht mehr.

Bei ***Lachesis*** sehen wir in irgendeiner Art und Weise Eifersucht und Neid (»Warum kann bei meiner Geburt nicht auch alles so gut laufen wie bei meiner Nachbarin?«). Sie ist aggressiv, spricht unaufhörlich, ist gehässig, springt von einem Thema zum anderen. Sie leidet unter großem Misstrauen gegenüber den Ärzten und dem Krankenhauspersonal. Häufig klagt sie über Erstickungsgefühle vor, während oder auch nach dem Schlaf. Sie hat Kreislaufprobleme in warmen Räumen. Beschwerden zeigen sich auf der linken Seite und verlaufen von links nach rechts. Kaltanwendungen und frische Luft bessern.

Die posttraumatische Störung bei ***Arsenicum album*** ist die starke Angst vor Krankheit in Bezug auf sich und das Kind in jeder nur erdenklichen Form. Nach der Geburt ist die Mutter größtenteils sehr erschöpft, frostig, ruhelos und wie gesagt sehr ängstlich. Sie sucht Wärme und Gesellschaft, leidet an extremem Mangel an Lebenswärme und ist kreideblass im Gesicht. Ihre Nächte sind schlecht, vor allem nach Mitternacht bis 2:00 Uhr verschlimmert sich ihr Zustand. Sie hat Verlangen nach warmen Getränken, welche sie in kleinen Schlucken zu sich nimmt.

Der Schwerpunkt für ***Natrium muriaticum***-Menschen bei einer postnatalen Depression liegt in der Persönlichkeit und ihrer Empfindlichkeit selbst. Das Gefühl von Schuldgefühlen ist sehr groß. Sie könnten irgendetwas in Bezug auf Schwangerschaft und Geburt falsch gemacht haben. Ihr Depressionszustand zeigt sich in der Zurückgezogenheit und Festgefahrenheit in unangenehmen Gedanken und Ereignissen, am schlimmsten nachts beim Erwachen zwischen 3:00 Uhr und 5:00 Uhr. Dies lässt sie Stunden nicht mehr einschlafen. Auffallend ist, dass sie über Ernstes lachen und nicht mehr bei noch so traurigen Nachrichten weinen können. Ihr Durst ist groß, sie haben Verlangen nach Salz, Bitterschokolade oder Coca-Cola.

Unser häufig gebrauchtes homöopathisches Arzneimittel bei postnataler Depression mit Weinerlichkeit und Trostbedürftigkeit ist ***Pulsatilla***. Es sind liebevolle, nachgiebige Frauen, die sich schnell einmal verlassen fühlen. Ihre Stimmungsschwankungen sind nicht zu übersehen, in einem Moment sind sie traurig, im anderen sind sie fröhlich und dankbar. Sie weinen vor Freude ihr gesundes Baby zu spüren und über die gut gelaufene

Geburt. Auch kommen schnell die Tränen, wenn sie sich von ihrem neugeborenen Kind trennen müssen.
Das Verlangen nach frischer Luft ist deutlich; warme, stickige Räume vertragen sie nicht. Durstlosigkeit bestätigt noch ihren Zustand.

Homöopathie bei Komplikationen beim Stillen, Brustentzündung

Die ***Belladonna***-Brustentzündung bei stillender Mutter zeigt sich mit plötzlichen, auftretenden und verschwindenden Schmerzen. Die Brust ist geschwollen, gerötet und heiß, betont auf der rechten Seite. Der Milchfluss ist dennoch vermehrt. Oft sehen wir gerötete, entzündliche Flecken oder Streifen auf der Brust. Das plötzliche sowie das heftige Auftreten der Symptome ist das Wahlanzeigende für dieses Mittel, gekoppelt mit hohem Fieber und Durstlosigkeit, starker Geräusch- und Lichtempfindlichkeit.

Bei der überanstrengten ***Bryonia***-Frau kommt die entzündliche Brust sowie das Fieber schleichend. Brust und Brustwarze fühlen sich gespannt, geschwollen und verhärtet an. Die stillende Mutter klagt über Milchstau.

Geringe Bewegung, selbst die kleinste Erschütterung ist sehr schmerzhaft. Charakteristisch für Bryonia sind die stechenden Schmerzen. Begleitend in diesem Zustand sehen wir häufig trockene Lippen sowie Verstopfung mit hartem Stuhl.

Wenn wir ***Hepar sulfuris*** verschreiben wollen, sollten wir in jedem Fall eine fortgeschrittene Brustentzündung sehen. Die Patientin klagt über stechende, splitterartige Schmerzen. Sie ist kälte- und extrem luftempfindlich, die kleinste Berührung ist schlecht. Hingegen ist Wärme das, wonach sie verlangt und den Krankheitszustand deutlich verbessert.

Die eifersüchtige ***Lachesis muta*** ist das meistgebrauchte Mittel bei Mastitis der linken Seite, welche sich nach rechts erstreckt. Die geschwollene violett verfärbte Brust ist sehr schmerzhaft. Druck der Kleider und Berührung ist äußerst unangenehm. Die Schmerzen verschlimmern sich durch Wärme ebenso vor, während oder nach dem Schlaf.

Lycopodium ist angezeigt bei Brustentzündungen mit Erwartungsspannung oder unterdrücktem Ärger. Betroffen ist meist die rechte Seite, häufig verlaufend nach links. Schmerzhafte Knoten in der Brust sowie schmerzende Brustwarzen. Die Patientin klagt über eine Verschlimmerung vom späten Nachmittag bis 21:00 Uhr. Das Lockern der Kleidung bessert.

An ***Mercurius solubilis*** denken wir bei Brustentzündungen, die bis hin zu Brustabszessen führen können, mit Speichelfluss in der Nacht und metallischem Mundgeschmack. Brust und Brustwarze sind sehr schmerzempfindlich. Die Nacht und die Temperaturextreme machen dieser Frau sehr zu schaffen. Häufig klagen sie über wiederkehrende Aphten im Mund und übermäßigen Schweiß.

Homöopathie bei Milchmangel

Bei schmerzhaft verhärteten Brustknoten mit Beteiligung der Brustwarzen, wenn die Beschwerden von einer Seite zur anderen wandern und wieder zurückkehren, denken wir an ***Lac caninum*** *(Hundemilch)*. Die Schmerzen zeigen sich vorwiegend beim abrupten Auftreten. Die kleinste Erschütterung ist nicht auszuhalten. Bestätigend für dieses Mittel ist die ausgeprägte Angst vor Schlangen (schlimmer wie bei Lachesis) und das extreme Verlangen nach Chili.

An ***Lac defloratum*** *(entrahmte Kuhmilch)* denken wir bei Milchmangel in den ersten Tagen nach der Geburt und bei leeren, erschlafften Brüsten. Diese Frauen leiden lange schon an Milchunverträglichkeit und Verstopfung sowie an Migräne oder Kopfschmerzen, die durch Milch getriggert wird. Die Beschwerden durch Schlafmangel und der Mangel an Lebenswärme ist bestätigend für diese homöopathische Arznei.

Immer dann, wenn wir schmerzhaft geschwollene, verhärtete Brüste durch Milchmangel mit extremer Ruhelosigkeit in der Nacht und starkem Verlangen nach kalter Milch sehen, denken wir an ***Rhus toxicodendron***. Die Patientin leidet vermehrt unter dem Einfluss von kaltfeuchtem Wetter oder Kälte. Leitsymptomatisch ist die Verschlimmerung durch den Beginn der Bewegung und die Besserung durch anhaltende Bewegung. Überanstrengung führt jedoch wieder zur Verschlechterung. Wärme bessert die Beschwerden deutlich.

Das Bild von ***Causticum*** *(Ätzstoff Hahnemanns)* zeigt sich bei Frauen mit hohem Gerechtigkeitsbewusstsein sowie wundschmerzender Brust und Brustwarze. Die Brustwarzen sind rissig, offen und sehr schmerzhaft. Nicht selten kommt es vor, dass sich ein Herpes auf der Warze oder auf der Wange bildet. Häufig klagen diese Patientinnen über Blasenschwäche, z. B. unwillkürliches Urinieren beim Niesen, Husten oder Lachen und beim Schnäuzen der Nase.

Das gesunde Kind

Homöopathisches und empathisches Denken

Die Homöopathie unterstützt das Kind vom Säuglingsalter bis über die Schulzeit. Dabei reichen die Einsatzgebiete von Entwicklungsstörungen und Wachstumsbeschwerden über chronische Erkrankungen, wie Haut- und Atemwegserkrankungen oder Allergien, bis hin zu psychischen Beschwerden, wie Schulangst, ADHS, Zwangsneurosen, Tics usw.

Um aber die krankheitserhaltende Ursache erfassen zu können und damit das passende homöopathische Arzneimittel zu wählen, ist es für die Eltern sehr wichtig, sich in ihr Kind hineinzufühlen. Nur so ist es möglich, die ureigenste Empfindlichkeit eines Kindes und seine individuelle Reaktionsweise darauf zu erkennen, die einer Erkrankung zugrunde liegen. Anders ausgedrückt ist es wesentlich, das zentrale Problem des Kindes zu erfassen.

Reagiert das Kind empfindlich auf grobe Worte oder Tadel, leidet es unter Erwartungsspannung vor Prüfungen oder plagen das Kind vielleicht Schuldgefühle aufgrund einer Trennung seiner Eltern – ein Kind weint und schreit nie ohne Grund. Gerade wenn es um Ängste geht, können Kinder diese nur selten beim Namen nennen.

Hier benötigt es vonseiten der Eltern sehr viel Einfühlungsvermögen und Verständnis. Zudem ist es wichtig, dass Eltern die charakterlichen Eigenschaften ihres Kindes kennen. Ist das Kind weinerlich und nachgiebig oder aber grob und reizbar, ehrgeizig und gewissenhaft oder eher schlampig und faul? Für ein umfassendes Anamnesebild sind neben den Geistes- und Gemütssymptomen natürlich auch die körperlichen Symptome von größter Bedeutung.
Hier genügt es nicht, sich immer nur auf das offensichtliche Beschwerdebild zu verlassen. Seien es Knie- oder Rückenschmerzen durch zu schnelles Wachstum, Schlafstörungen, Kopfschmerzen oder wiederkehrende entzündliche Erkältungskrankheiten – es ist wichtig,

dass man die tiefere Geschichte hinter einem Symptom begreift. Häufig spielt die familiäre Krankheitsgeschichte der Herkunftsfamilie auch eine große Rolle. Durch erbliche Vorbelastung kann es vorkommen, dass ein Kind in seiner Entwicklung zu langsam ist, also spät gehen oder sprechen lernt. Angststörungen bei Kindern können beispielsweise auf eine intrauterine Erfahrung zurückgehen. Wird etwa eine Frau während der Schwangerschaft von ihrem Partner verlassen und leidet unter Gefühlen von Ablehnung und Enttäuschung, so können sich diese Emotionen der Mutter unmittelbar auf das Ungeborene übertragen.

Das Kind kann später die Angst entwickeln, von geliebten Personen verlassen zu werden und bereits in Panik geraten, wenn die Mutter nur aus dem Zimmer geht. Nicht zuletzt gilt es auch, die Eigenheiten des Kindes zu berücksichtigen; ist es z. B. kälte- oder wärmeempfindlich; seine Schlafgewohnheiten und Nahrungsmittelverlangen usw. Schließlich entsteht aus all diesen Puzzleteilen ein Gesamtbild – das einzigartig schöne Mosaik

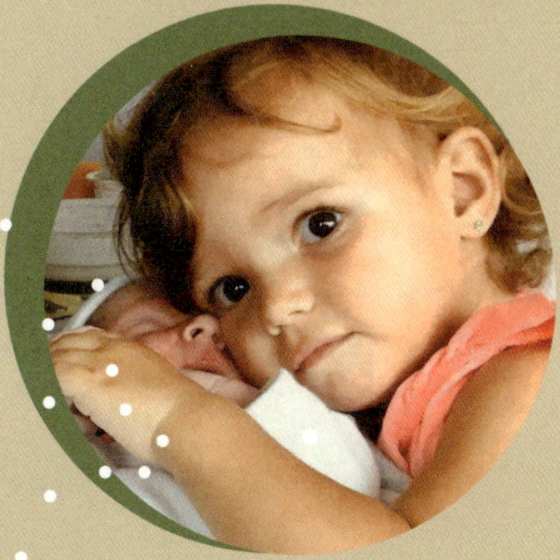

»Weil Liebe und Verstehen keine Worte brauchen, behandeln wir Kinder mit Homöopathie.«

Ihres Kindes. Daraus erschließt sich die passende homöopathische Arznei aus einer Palette von Heilmitteln. Von Ihrer Homöopathin erfordert dies ein hohes Maß an Wissen und Erfahrung. Sie wird Ihr Kind zuverlässig durch die verschiedenen Phasen des Heranwachsens begleiten, handelt es sich nun um Konzentrationsschwierigkeiten beim Lernen, einen hartnäckigen Heuschnupfen oder um den ersten Liebeskummer.

Werden das Immunsystem und die Lebenskraft bereits in den Kinderjahren durch die klassische Homöopathie gestärkt, bereitet dies den Weg für einen gesunden Start ins Erwachsenenalter.

Homöopathie bei Zahnungsbeschwerden

Kleinkindern kann das Zahnen mit seinen Begleiterscheinungen durch die Gabe homöopathischer Mittel schnell und sanft erleichtert werden.

Nagt das Kind beim Zahnungsschmerz an seinen Fingern oder Fäustchen und versucht, das schmerzhafte Zahnfleisch mit kaltem Wasser oder durch ein kaltes Glas zu kühlen, schafft ***Aconit*** Abhilfe. Das Kind ist sehr ängstlich, unzufrieden und ruhelos, es schreit und weint die meiste Zeit. In der Nacht und durch Wärmeeinfluss verschlechtert sich sein Zustand, durch Gesellschaft und Kaltanwendungen erfährt es eine Besserung.

Ist eine Wange gerötet und heiß, die andere Wange aber blass, so wird ***Chamomilla*** die Zahnungsbeschwerden lindern. Die Schmerzen verstärken sich, wenn etwas Warmes in den Mund genommen wird oder auch durch Betreten eines warmen Zimmers. Häufig geht die Zahnung mit stinkendem Durchfall einher, der an gehackte Eier oder Spinat erinnert. Das Kind hat heißen Schweiß am Kopf, ist gereizt, weinerlich und unzufrieden; es weiß nicht, was es will. Nur wenn man es auf den Arm nimmt und getragen wird, kann es sich beruhigen.

Bei verspäteter und langsamer Zahnung, die mit saurem Kopfschweiß (vor allem Nacken und Hinterkopf) während des Schlafes einhergeht, ist ***Calcium carbonicum*** angezeigt. Der Säugling hat großen Appetit und ist bald nach einer Mahlzeit wieder hungrig. Häufig leidet er unter Verstopfung mit hartem, kreidefarbigem (hellem) Stuhl sowie feuchtkalten Füßen und spröden, abblätternden Zehennägeln.

Zahnende Kleinkinder, deren Schweiß und Absonderungen sauer riechen, verlangen nach ***Rheum*** *(Rhabarber).* Der ganze Körper riecht sauer und reichlicher Schweiß findet sich vor allem am Kopf. Die Zahnungsbeschwerden verschlimmern sich in der Nacht, das Kind ist schlaflos und schreit viel. Entweder geht die Zahnung mit sauer riechendem, von Frösteln begleitetem Durchfall einher oder sie wird von Koliken begleitet, die sich durch Zusammenkrümmen verschlechtern und durch Entblößen von Arm oder Bein bessern.

Kreosotum *(Kreosot)* ist das Mittel der Wahl, wenn die frisch durchgebrochenen Zähne bereits kariös und teilweise schwarz sind. Die Zahnung ist sehr schmerzhaft, das Zahnfleisch geschwollen und das Kind ist sehr unruhig. Als Begleitsymptom tritt entweder Verstopfung oder unverdauter Durchfall auf.

Die homöopathische Behandlung unter Berücksichtigung der erbgenetischen Vorbelastung

Das Erbe unserer Eltern und Großeltern

An einem Frühlingsmorgen öffnen wir die Tür zu unserem Garten und sehen, wie aus den kleinsten Keimlingen und Pflanzen die prachtvollsten Blumen und Bäume gewachsen sind. Doch einige unserer Setzlinge haben offenbar Schwierigkeiten, sich in ihrer Schönheit und Perfektion zu entfalten. Warum das so ist, werden wir verstehen, wenn wir den erbgenetischen Hintergrund erkannt haben.

Der Nährboden

Um also tiefgreifende, chronische Erkrankungen wie z. B. Asthma homöopathisch behandeln und heilen zu können, gilt es grundsätzlich, die erbgenetische Vorbelastung eines Menschen zu erkennen. Welche familiären Erkrankungen gibt es vonseiten der Eltern, Großeltern und Verwandten? Welche angeborene Schwäche bringt der Patient mit sich?

Die Umgebung, in der wir aufwachsen

Als nächstes muss das Umfeld eines Menschen berücksichtigt werden. Wie wir wissen, beginnt die geistig-emotionale Prägung bereits – ja sogar vor allem – im Kindesalter und manifestiert sich in unserem Charakter. Deshalb ist es neben der erbgenetischen Vorbelastung, die ein Kind mitbringt, auch notwendig, die familiäre Situation zu kennen, in der das Kind heranwächst. Wie verläuft die Beziehung zwischen Eltern und Kind? Gibt es Konflikte zwischen Vater und Mutter? Welche elterlichen Wesenszüge trägt das Kind in sich? Welche unverarbeiteten Themen gibt es aus früheren Generationen?

Mithilfe dieser Informationen können wir feststellen, welcher Umstand oder welches Ereignis zum Ursprung einer Erkrankung führte. Um chronische Krankheiten erfolgreich behandeln zu können, ist eine leitsymptomatische Verschreibung wie bei Akuterkrankungen nicht genug. Ein oder mehrere tiefergreifende Arzneimittel sind notwendig, um einen Menschen von einem langjährigen Leiden zu befreien. Dazu ist es unumgänglich, die tiefste Empfindlichkeit sowie die Lebens- und Familiengeschichte des Patienten zu (er)kennen.

Die Reise unserer Krankheit

Nicht zuletzt gilt es, den Weg und Verlauf einer Krankheit zu erfassen. Häufig beginnt dieser Weg schon im Kleinkindalter mit einem harmlosen Hautausschlag, wie beispielsweise einem Milchschorf am Kopf. Später zeigt sich dann ein neurodermitischer Hautausschlag, der an verschiedenen Stellen – häufig an Ellbogen- oder Kniebeugen – auftreten kann. Spätestens hier gilt es zu erkennen, dass dieser Hautausschlag nur ein Symptom der Gesamterkrankung ist, welche nun nach außen sichtbar wird. Leider wird gleich eine Salbe verabreicht, welche den Hautausschlag verdrängen soll, was auch meist gelingt. In weiterer Folge aber zeigt sich die Entzündung nicht mehr auf der Haut, sondern auf einer tieferen Ebene.

Das Kind leidet etwa an wiederkehrenden Mittelohrentzündungen, Mandelentzündungen oder chronischem Husten, der schließlich nicht mehr mit dem unterdrückten Hautausschlag in Verbindung gebracht und als »eigenständige« Erkrankung angesehen wird. Dieser Husten endet nicht selten in einer Bronchitis, welche dann mit einer entzündungshemmenden Arznei, dem Antibiotikum, behandelt wird. Die Symptome vergehen, doch schon nach ein paar Wochen stellt sich erneut hartnäckiger Husten ein und setzt sich in der Brust fest. Abermals erfolgt die Antibiotikagabe. Nach einigen Wiederholungen dieses Kreislaufes endet es schließlich damit, dass sich ein chronisches Asthma oder eine andere tiefergreifende Erkrankung einstellen kann.

In unserem Beispiel erkennen wir, dass die Erkrankung sich erstmals im Symptom eines Hautausschlages oder einer relativ harmlosen Akuterkrankung gezeigt hat. Durch stetige Unterdrückungsmaßnahmen können sich diese Erkrankungen chronifizieren, zu dauerhaften Entzündungen ausreifen und schlussendlich in eine dauerhafte Atemnot übergehen.

Wären Haut- oder Akuterkrankungen durch das korrekte homöopathische Arzneimittel bereits zu Beginn behandelt worden, hätte man den weiteren, tieferen Krankheitsverlauf unterbrechen können. Dem Patienten wäre damit die Manifestation der schwerwiegenderen Erkrankung und ein Leidensweg erspart geblieben. Er/sie hätte sich bereits von Geburt an über das Kleinkind- und Jugendalter bestens entfalten können.

Homöopathie zum Schulbeginn

Die richtige homöopathische Behandlung kann dabei unterstützen, Erwartungsängste und Anspannung zum Schulbeginn zu lindern.

Wenn Kinder nicht belastbar, stur und eigensinnig sind, unter vielen Ängsten leiden, kälteempfindlich sind, Verlangen nach Eiern haben und oft Nackenschweiß im Schlaf auftritt, ist ***Calcium carbonicum*** die richtige Arznei.

Lycopodium ist besonders bei Kindern mit geringem Selbstbewusstsein, die nicht in der Öffentlichkeit reden wollen, angezeigt. Sie fühlen sich morgens beim Erwachen schlecht, unausgeschlafen, sind mürrisch und reizbar und haben besonders nachmittags ein starkes Verlangen nach Süßigkeiten.

Silicea ist angesagt bei Prüfungsangst und Schulwechsel, wenn das Kind schüchtern ist und sich fürchtet, in der Öffentlichkeit aufzutreten bzw. vor der Klasse zu sprechen. Es leidet an Verstopfung, brüchigen Fingernägeln und übelriechendem Schweiß, speziell an den Füßen.

Kommt es beim Kind hingegen durch Aufregung zu Durchfall, lautem Aufstoßen und Windabgängen, verspricht ***Argentum nitricum*** Linderung. Begleitend besteht ein Verlangen nach frischer Luft und salzigen Speisen.

Für Kinder, die sehr reizbar, müde und zittrig sind, die unter Spannung stehen und vom langen Lernen Rückenschmerzen haben und denen Zitronensaft, Obst und eiskalte süße Getränke guttun, ist ***Kalium phosphoricum*** *(Kaliumdihydrogenphosphat)* das Mittel der Wahl.

Kalium sulphuricum *(Kaliumsulfat)* ist angezeigt, wenn das Kind an Konzentrationsschwierigkeiten und Mangel an Selbstbewusstsein leidet, keinerlei schulisches Interesse zeigt, träge und faul ist und ständig über Müdigkeit klagt. Weiters besteht ein starkes Verlangen nach Aufenthalt im Freien.

Haben dünne, nervöse, anämische Kinder, welche empfindlich sind und durch Gemütserregungen leicht erröten, sehr viel Lernstoff zu bewältigen, wie z. B. bei Nachprüfungen, ist ***Ferrum phosphoricum*** *(Wasserhaltiges Eisenphosphat)* die richtige Arznei.

Phosphor lässt herzliche, mitfühlende Kinder mit schneller Auffassungsgabe, die viele Befürchtungen und Ängste haben, wie u. a. Angst vor Dämmerung und Dunkelheit oder Gewitter, Stress und Leistungsdruck, diese besser meistern. Diese Kinder haben großen Durst (häufig auf kalte Milch) und Verlangen nach Eiscreme.

Homöopathie bei Kopfschmerz und Migräne

Schmerzqualität und Auftreten der Beschwerden

Die Attacke aus dem Hinterhalt – plötzlich erscheinend und plötzlich verschwindend oder langsam sich steigernd bis zu qualvollsten Schmerzen, die sich über Stunden erstrecken können und dann langsam wieder verschwinden. Oft sind die zum Wahnsinn treibenden Schmerzen begleitet von Übelkeit und Erbrechen, von Augenflimmern oder sogar Sehfeldeinschränkungen; von wenigen Stunden bis zu drei Tagen/Nächten kann sich so eine Attacke zeigen; periodisch, jeden Tag, jede Woche, zur selben Stunde. Vielleicht, wenn der Patient Glück hat, nur einmal im Monat, bestenfalls nur wenige Tage im Jahr. Bei Frauen ist es oft zyklusabhängig. Vergessen wird man diesen Anfall jedoch nie.

Die Häufigkeit und Intensität, die Verzweiflung und die Angst vor dem Anfall lassen den Patienten zur schlimmsten Keule greifen – was meist nur von kurzer Hilfe ist. Migränespezifische Medikamente führen letztlich bei zu häufiger Einnahme wieder zu einem neuen Anfall oder zum Dauerkopfschmerz. Die Schmerzen des geplagten Patienten sind so vielfältig in ihrem Symptomenausdruck wie jeder Mensch in seinem Aussehen und Charakter. Dies lässt uns verstehen, warum wir Kopfschmerzen oder Migräne nicht als solche behandeln.

Die Empfindlichkeiten sowie andere auslösende Ursachen, das Charakteristische in dem akuten Symptomenausdruck, der Blick auf das Ganze, das Individuellste in diesem Patienten, muss verstanden sein. Die Kunst der Homöopathie ist es, unter den unzähligen Gesichtern zu erkennen, was diesen Menschen ausmacht. Nur so können wir Schmerzen lindern und heilen. Die Behandlung der Migräne sowie chronischer, wiederkehrender Kopfschmerzen sollten Sie einem erfahrenen Homöopathen überlassen.

Einige wichtige Kopfschmerzmittel

Unser meist wichtigstes Mittel bei Kopfschmerzen oder periodisch auftretender Migräne nach traumatischer Kopfverletzung ist ***Arnica montana***. Der Kopf ist heiß, der Körper kalt. Die heftigen Kopfschmerzen beruhigen sich nur in der Ruhe. Oft ist eine Besserung durch Nasenbluten spürbar. Sogar das Liegen auf einem »weichen Polster« scheint dem Betroffenen zu hart zu sein.

Belladonna zeigt sich mit plötzlich heftigen Schmerzen, die mit Blutandrang zum Kopf und somit mit rotem

Gesicht einhergehen. Die Betroffenen sind extrem licht- und geräuschempfindlich. Selbst die leichteste Berührung verschlechtert den Zustand, sogar das Kämmen der Haare ist unmöglich.

Bei ***Gelsemium*** Menschen kommt es oft in Situationen der Erwartungsspannung zu Kopfschmerzanfällen mit lähmungsartiger Schwäche. Die Augenlider sind schwer, fast wie gelähmt. Die Kopfschmerzen bessern sich deutlich durch Urinieren. Föhnwetter kann ebenso auslösend für die Migräne sein.

Die charakteristischen Symptome von ***Sanguinaria*** *(Kanadische Blutwurzel)* beziehen sich auf die Rechtsseitigkeit. Der Betroffene klagt über Kopfschmerzen, vor allem im rechten Nacken, die sich bis zum rechten Auge hin erstrecken. Begleitet sind diese Schmerzsymptome meist von Übelkeit und Erbrechen und einer starken Licht- und Geräuschempfindlichkeit. Druck auf die schmerzhafte Stelle bessert. Ein auffallendes Allgemeinsymptom zur Bestätigung dieses homöopathischen Arzneimittels sind die heißen Füße nachts im Bett.

Wer einmal ***Spigelia*** *(Wurmkraut)* in seinem individuellen Symptomenausdruck erlebt hat, wird es niemals vergessen. Das Leitsymptom ist die Linksseitigkeit der qualvollen Kopfschmerzattacken und die Kombination mit Augenbeschwerden sowie letztlich auch

Herzbeschwerden, vor allem dann, wenn dieser Schmerzausdruck mit Neuroleptika aus schulmedizinischer Sicht behandelt wurde.

China ist angezeigt bei Menschen, die Kopfschmerzen durch starken Flüssigkeitsverlust (Durchfall, Blutverlust oder Erbrechen) haben. Das Auffallende ist, dass sie ihre Kopfschmerzen in eigenartiger Weise beschreiben: »Es ist, als ob das Gehirn ganz locker wäre ... von einer Seite zur andern fallen würde«. Begleitend zu diesem Zustand sehen wir häufig eine enorme Schwäche.

Das Bezeichnendste für das homöopathische Arzneimittel ***Natrium muriaticum*** sind die Kopfschmerzen durch Kummer, Enttäuschung, sogar Ablehnung oder Zurückweisung, die durch den geringsten Aufenthalt in der Sonne sich verschlimmern, sowie eine Verschlimmerung vom Morgen beim Erwachen bis nachmittags oder von 10:00 bis 15:00 Uhr. Die Schmerzen sind hämmernd und häufig am Hinterkopf wahrzunehmen. Liegen im dunklen Zimmer bessert die Beschwerden.

Es hat mehr als 15 Jahre tägliche Praxis mit der wissenschaftlichen Homöopathie in Lehre und Sprache gebraucht, um die unterschiedlichsten Schilderungen der Patienten in ihrer ganz individuellen Symptomatik verstehen und erfolgreich behandeln zu können.

Homöopathie bei Magenbeschwerden und Erbrechen

Phosphor ist immer dann angezeigt, wenn der Betroffene erbricht, nachdem er ca. 10 bis 15 Minuten davor getrunken oder gegessen hatte. Diese Menschen haben gewöhnlich großen Durst auf kalte Getränke, besonders aber lieben sie kalte Milch aus dem Kühlschrank, was die Magenprobleme auch augenblicklich lindert. Kontraproduktiv wären in diesem Fall warme Getränke. Es sind sehr liebevolle, empathische und zugängliche Personen; Trost bessert.

Ganz anders sehen wir den Symptomenausdruck von ***Arsenicum album***. Diese Menschen erbrechen sofort nach dem Trinken oder Essen, sie verlangen häufig kleine Mengen warme Getränke, die den brennenden Magenschmerz und die Übelkeit lindern. Falls sie dennoch kalte Getränke trinken, verschlechtert dies ihren Zustand deutlich. Begleitsymptomatisch sind sie ruhelos, ängstlich und geschwächt. Sie frieren und haben ein großes Bedürfnis nach Wärme und Gesellschaft.

Hydrastis *(Kanadische Gelbwurz)* ist geeignet für ältere geschwächte Menschen, die gezeichnet sind von Abmagerung. Meist stehen im Hintergrund bösartige Magen- oder Lebererkrankungen, begleitet von dickem, gelbem, fadenziehendem Schleimausfluss aus der Nase, fadenziehender, weißer Schleimauswurf aus Hals oder Magen mit schwacher Verdauung, schlechtem Appetit und Gewichtsverlust. Mit diesem Arzneimittel stärken wir die Lebenskraft dieser Menschen. Sie werden wieder mehr Appetit bekommen und an Gewicht zunehmen.

Das Mittel ***Veratrum album*** *(Weiße Nieswurz)* ist ebenso wie Phosphor oder Arsenicum album bei Magenverstimmungen (Lebensmittelvergiftung) angezeigt. Das Leitsymptom zeigt sich im schwallartigen, heftigen Erbrechen mit kaltem Stirnkopfschweiß. Oft ist es begleitet von Übelkeit und Durchfall und einem frostigen, kollapsartigen Zustand. Die Betroffenen haben einen großen Durst auf eiskalte Zitronenlimonade.

Homöopathie bei Abszessen

An ***Silicea*** denken wir, wenn Abszesse schon sehr reif sind, bereits an kleinen Stellen geöffnet sind und Eiter austritt. Sollte ein Fremdkörper in der entzündlich eiternden Stelle sein, so wird er mit Silicea meist ausgetrieben. Menschen, die dieses Arzneimittel benötigen, sind sehr schüchtern und sehr schreckhaft. Frostigkeit begleitet diesen Zustand. Bei Abszessen, wenn sie über Wochen Eiter absondern.

Hepar sulfuris *(Kalkschwefelleber)* verabreichen wir meistens bei Abszessen, die reif aussehen, aber leider noch nicht aufgegangen sind, um das Abszess zu öffnen, damit es sich entleeren und schließlich ausheilen kann. Die Betroffenen sind extrem kälte- und schmerzempfindlich und reagieren auf Berührung meist aggressiv.

Abszesse, die ***Lachesis*** *(Buschmeister)* benötigen, verfärben sich blaurot (livide) und in weiterer Folge wird die Haut hart, schält sich und stirbt ab. Der absondernde Eiter riecht ekelhaft. Es sind redselige, sehr eifersüchtige Menschen, die Hitze nur schlecht vertragen.

Abszesse an beliebigen Körperstellen (Furunkel), die sich öffnen und Tage bis Wochen, ja sogar monatelang einen gelblichen Eiter absondern, lassen uns an ***Calcium sulphuricum*** *(Gefälltes Calciumsulfat)* denken. Ihr Charakter ist eifersüchtig und bösartig. Wenn der Eiter fließt, werden ihre Emotionen besser. Es sind warmblütige Menschen mit Verschlimmerung durch Hitze. Sie verlangen nach grünem, unreifem und saurem Obst.

Letztlich vergessen wir nicht bei wiederkehrenden Abszessen, Furunkeln oder Karbunkeln vorwiegend am Gesäß, Leiste oder Achselhöhle an ***Sulphur*** zu denken. Es sind Menschen, die mit körperlicher Reinlichkeit sehr sparsam umgehen. Sie schwitzen und riechen lange schon nach Schweiß. Durst auf große Mengen Mineralwasser sowie das Verlangen nach Äpfel sind nicht zu übersehen.

Homöopathie bei Rückenschmerzen

Rückenschmerz ist heute wohl eine der größten Volkskrankheiten und mit den genannten Arzneien ist Linderung und Schmerzfreiheit möglich.

Unser beliebtestes homöopathisches Arzneimittel ***Bryonia*** hilft, wenn Menschen durch Wandern, Bergsteigen oder andere körperliche Überanstrengungen den Rücken überlasten. Durch das Schwitzen und die wiederum schnelle Abkühlung können heftige Schmerzen entstehen. Die Beweglichkeit ist schnell eingeschränkt. Jede kleinste Bewegung verursacht stechende Schmerzen, besonders im Lenden- und Kreuzbeinbereich. Oft erstrecken sich die Schmerzen bis in den Oberschenkel. Druck und Wärme auf die betroffene Stelle bringen Linderung, ebenso das Liegen auf der schmerzhaften Seite.

Wenn sich morgens Kreuzschmerzen zeigen, die das Aufstehen fast unmöglich machen, ist ***Staphisagria*** *(Stephanskraut)* das Mittel der Wahl. Vor allem, wenn sich die Schmerzen »nach dem Aufstehen« deutlich bessern. Die Schwäche in den Beinen ist oftmals ein Begleitsymptom dieser Rückenschmerzen. Meist sind dies liebevolle, nachgiebige Menschen, die ihren Ärger oder ihre Gefühlserregungen unterdrücken, was oft ursächlich für ihre Schmerzen sein kann.

Thuja *(Abendländischer Lebensbaum)* ist eines unserer wirkungsvollsten homöopathischen Arzneimittel bei Rückenschmerzen, die durch Verletzungen der Wirbelsäule bedingt sind. Die vom Patienten beschriebenen »ziehenden Schmerzen« im Kreuz verschlechtern sich durch geringste Erschütterungen. Sowohl das Stehen, Sitzen oder Aufstehen vom Sitzen bereitet zunehmend Schmerzen. Das Gehen bzw. die Bewegung hingegen erleichtert. Thuja-Menschen sind verschlossen und haben oft ein großes Verlangen nach rohen Zwiebeln.

Bei ***Causticum***-Personen zeigt sich eine ausgeprägte Steifheit und Schmerzen im Nacken und im mittleren Rückenbereich. Die Schmerzen verschlimmern sich durch Sitzen und durch das Aufstehen vom Sitzen. In jedem Fall verbessern sich die Schmerzen durch Wärmeanwendung. Ihre Persönlichkeit zeigt sich vor allem in der Empfindlichkeit bei Ungerechtigkeiten. Die Betroffenen haben eine Vorliebe für geräuchertes Fleisch, Speck, Salami oder Gepökeltes.

Homöopathie bei Blasen- und Harnwegsinfekten

Sarsaparilla *(Stechwinde)* ist das Mittel der Wahl bei brennendem Harnröhrenschmerz, der gegen Ende des Urinierens auftritt, vor allem beim Abgang der letzten Urintropfen. Im Urin findet sich rötliches Sediment, Harngries. Die Betroffenen frösteln. Ausgelöst werden die Beschwerden meist durch feuchtkaltes Wetter.

Bei schnell erscheinendem, äußerst intensivem Schmerz, welcher von heftigem Harndrang begleitet wird, ist das Mittel ***Cantharis*** *(Spanische Fliege)* angezeigt. Während der Harnentleerung schreien die Betroffenen vor schneidendem, brennendem Schmerz. Sie leiden an ständigem (alle 2 bis 3 Minuten) übermäßigem Harndrang, entleeren aber nur geringe Harnmengen. Häufig nur wenige Tropfen, gemischt mit Blut. Wird die Blase völlig entleert, empfinden die Betroffenen Erleichterung, ebenso wie durch Kaltanwendungen.

Bei schmerzhafter Harnverhaltung schafft ***Nux vomica*** Abhilfe. Die Betroffenen haben das Gefühl, urinieren zu müssen, können aber nicht. Sie leiden unter häufigem, schmerzhaftem Harndrang, scheiden aber nur geringe, unbefriedigende Mengen Harn aus. Meistens erleben diese Menschen in der zweiten Hälfte der Nacht eine Verschlimmerung. Allgemein sind die Betroffenen überarbeitet und gereizt. Sie sind sehr kälteempfindlich, weshalb auch warme Anwendungen, wie z. B. ein warmes Bad, ihre Beschwerden lindern.

Das Symptomenbild, welches nach ***Pulsatilla*** verlangt, ist wechselhaft wie das Aprilwetter. Durch diese Unregelmäßigkeit und Veränderlichkeit der Beschwerden tun sich die Betroffenen meist schwer, ihre Symptome zu beschreiben. Oft zeigen sich stark stechende Schmerzen, vor allem nach der Harnentleerung und verstärken sich zunehmend, wenn das Urinieren hinausgezögert wird. Die genannten Symptome werden häufig von unwillkürlichem Urinabgang und einer weinerlichen Stimmung begleitet.

Unser bekanntestes homöopathisches Arzneimittel bei wiederkehrenden Blasenentzündungen nach häufigen sexuellen Aktivitäten und/oder emotional unterdrückten Gefühlen und Demütigungen ist ***Staphisagria***. Die Patienten klagen über brennende Schmerzen, während und nach dem Urinieren, die lange danach noch anhalten.

Homöopathie bei Prostataleiden

Wir widmen uns einem heiklen Thema, nämlich den männlichen Sexualorganen, genauer gesagt der Prostata. In keinem anderen Bereich wird so schnell zu Antimykotika (Arznei gegen Pilzerkrankungen) oder Antibiotika gegriffen wie hier. Schon beim geringsten Symptom werden die genannten Medikamente verschrieben, allerdings zum Nachteil des Patienten. Die für den Augenblick scheinbar rasch geheilten Beschwerden werden dadurch aber lediglich unterdrückt, um später langsam wieder in Erscheinung zu treten. Im schlimmsten Fall kann sich daraus auch ein dauerhaftes, chronisches Leiden entwickeln.

Conium *(Gefleckter Schierling)* ist hilfreich bei einer Prostatahypertrophie, die sich langsam, also über einen längeren Zeitraum entwickelt. Es treten wiederkehrende Entzündungen auf, die bis zu einer steinigen Verhärtung der Prostatadrüse führen können. Auffallend ist die gestörte Harnabsonderung. Das Urinieren ist mehrmals unterbrochen (bis zu fünfmal während eines Vorganges). Diese Menschen leiden meist unter sexueller Enthaltsamkeit, weil ihr Partner womöglich erkrankt oder verstorben ist und es dadurch kein regelmäßiges, gewohntes Sexualleben mehr gibt.

Nux vomica ist das Mittel der Wahl bei einer Prostataentzündung, die mit schmerzhaftem, vergeblichem Harndrang einhergeht. Die Patienten pressen und pressen beim Urinieren, um nur wenige Tropfen zu lösen. Ist der Harn endlich entleert, stellt sich unwillkürliches Nachtröpfeln ein. Ein Leitsymptom dieses Mittels ist das Auftreten schmerzhaften Harnverhaltens um 3:00 Uhr nachts oder nach dem Genuss von Bier. Sitzen auf kaltem Untergrund wie Steintreppen verschlimmert die Beschwerden. Diese Menschen sind sehr geschäftstüchtig und dadurch belastet. Sie lieben Alkohol, was ihren Zustand aber noch verschlechtert.

Das homöopathische Arzneimittel ***Selen*** kommt zur Anwendung, wenn sich beim Patienten Schwäche und rasche Erschöpfung zeigen. Im Bereich der Prostata äußert sich diese Schwäche durch tröpfelnde Absonderung von Prostatasekret, vor allem durch Pressen beim Stuhlgang. Betroffene klagen auch häufig über unwillkürliches Harntröpfeln und Samenergüsse nachts im Schlaf. In diesem geschwächten Zustand ist eine Erektion oft nicht mehr möglich. Das heiße, sonnige Wetter im Hochsommer schwächt diese Menschen in ihrer Manneskraft noch zusätzlich.

Sabal serrulatum *(Sägepalme)* hat eine besonders gute Wirkung bei schmerzhaftem Harnverhalten infolge einer Prostatahypertrophie. Die Patienten klagen über stechende, schneidende Schmerzen. Die Geschlechtsteile fühlen sich kalt an. Erektion und Ejakulation sind von starken Schmerzen begleitet. Betroffene haben das Gefühl, als wäre die Samenflüssigkeit zu dick. Es folgt der Verlust der Potenz. Geist und Gemüt sind geprägt von Nervosität, Reizbarkeit und Depression.

Homöopathie bei Nagelpilz

Ein Nagelpilz (Nagelmykose) ist wie andere Nagel- oder Hauterkrankungen (z. B. Warzen, Neurodermitis) nicht als eigenständiges, von außen kommendes Krankheitsbild anzusehen. Vielmehr ist die Pilzerkrankung ein sichtbares Zeichen dafür, dass ein tieferliegendes, inneres Problem (dies könnte ja auch eine Befindlichkeitsstörung sein) seinen Ausdruck an der Oberfläche sucht.

Ein gesunder Nagel wächst im Monat ungefähr drei Millimeter. Die Erneuerung des Nagels von der Nagelwurzel bis zum vorderen Rand des Nagels benötigt also etwa drei bis fünf Monate. Nehmen wir an unserem Nagel eine krankhafte Veränderung wahr, wissen wir also, dass der Nagelpilz in unserem Inneren seinen Ursprung schon vor mindestens fünf Monaten hatte. Somit gilt es bei der homöopathischen Behandlung des Nagelpilzes nicht nur das eine Symptom an der Oberfläche zu betrachten, sondern das passende Mittel aufgrund der Gesamtsymptomatik des Patienten zu wählen. Aus einer umfangreichen Palette an homöopathischen Heilmitteln stellen wir folgende vier Arzneien speziell zum Thema Nagelpilz vor.

Graphites *(Reißblei, Graphit)* ist eines der Hauptmittel bei Nagelpilzerkrankungen. Die Nägel sind dick, brüchig, gewellt und blättern ab. An den Füßen zeigen sich Hornhautschwielen und tiefe Risse in den Fersen. Nicht selten tritt bei Patienten, die Graphites benötigen, der Nagelpilz infolge von unterdrückten Hautausschlägen (wie Ekzeme oder Neurodermitis), Bandscheibenerkrankungen oder Ischialgien auf. Typisch für dieses Mittelbild sind krustige Hautauschläge mit honigartiger Absonderung. Werden diese z. B. mit Cortisonsalben unterdrückt, verlagert sich die Erkrankung von der Haut nach innen und es entstehen Bandscheiben- oder Ischiasbeschwerden. Wirkt auch hier wieder eine unterdrückende Maßnahme auf das Krankheitsgeschehen ein, manifestiert sich schließlich eine hartnäckige Nagelpilzerkrankung. Der Charaktertyp, welcher nach diesem Mittel verlangt, ist praktisch und bodenständig. Sie haben Verlangen nach Hühnchen.

An ***Sepia*** denken wir, wenn sich gelblich verfärbte, spröde, abblätternde Nägel zeigen, die manchmal auch weiße Flecken aufweisen können. Im fortgeschrittenen Stadium deformieren und verkrüppeln sich die verdickten, brüchigen Nägel. Meistens zeigen sich diese äußeren Anzeichen zuerst beim Großzehen. Doch Nägel, Haut oder Schleimhäute sind nur die äußerste Ausdrucksebene einer Erkrankung. Sobald diese äußeren Zeichen sichtbar werden, hat auch im Inneren längst eine Veränderung stattgefunden, die sich nicht unbedingt nur auf die körperliche Ebene beschränken muss. Die Leiden im emotionalen Bereich zeigen sich häufig schon lange vor den oberflächlichen Nagelpilzsymptomen. Menschen, die Sepia benötigen, leiden unter einer geschäftigen Getriebenheit; das heißt, sie überarbeiten sich aus Angst vor Armut und zur Sicherung ihrer finanziellen Unabhängigkeit. Dabei finden sie dann irgendwann keine Zeit mehr für sich selbst. Emotional sind sie oft etwas distanziert oder abgeschnitten von ihrem Partner oder der Familie. Sie beschäftigen sich gerne alleine, machen alleine Sport, wie beispielsweise Joggen, Wandern, Skitouren gehen. Es besteht großes Verlangen nach Schokolade und sauren Speisen wie Salate mit viel Essig.

Bei stark abblätternden Nägeln kann ***Secale cornutum*** *(Mutterkorn)* helfen, wenn der Patient außerdem unter Durchblutungsstörungen mit rot-blauen Verfärbungen leidet. Die Extremitäten sind kalt, wenn man sie anfasst. Der Betroffene selbst allerdings nimmt sie als warm oder sogar heiß wahr. Die Beschwerden sind von intensivem Durst begleitet und verschlimmern sich enorm durch Hitze. Kaltanwendungen hingegen bessern deutlich.

Thuja ist ein weiteres homöopathisches Arzneimittel, welches bei Nagelpilz zum Einsatz kommt. Die Symptome können dabei so vielfältig sein und von weichen oder dicken Nägeln über deformierten Nägeln mit Längs- oder Querrillen bis hin zu Verfärbungen, abblätternden oder bröckeligen Nägeln reichen. Das markanteste Symptom im Gemütsbereich ist die Verschlossenheit und der heftige Zorn des Patienten, der auftritt, wenn die Dinge nicht nach seinem Wunsch und Willen verlaufen. Es besteht ein starkes Verlangen nach rohen Zwiebeln.

Nachdem es sich aus klassisch homöopathischer Sicht beim Nagelpilz nicht um eine Akuterkrankung zur Selbstbehandlung handelt, wenden Sie sich zur Behandlung bitte an die Homöopathin Ihres Vertrauens.

Homöopathie bei Warzen

Das noch so kleine Symptom im Außen hat seinen Ursprung in unserem Innern. Betrachten Sie also nicht nur die Warze, sondern richten Sie den Blick auf das Ganze.

Bei Patienten, die das homöopathische Mittel ***Dulcamara*** *(Bittersüßer Nachtschatten)* benötigen, zeigen sich nicht nur Warzen an den Fußsohlen, sondern auch am Handrücken oder im Gesichtsbereich. In ihrer Erscheinung sind die Warzen vielfältig; meist sind sie flach, sie können aber auch hornig oder gestielt sein. Dulcamara-Patienten leiden an rheumatischen Beschwerden, die sich vor allem durch kaltfeuchtes Wetter verschlimmern. Besonders empfindlich reagieren sie in den Übergangsjahreszeiten, wenn auf warme Tage kalte Nächte folgen. Sie haben großes Verlangen nach kalten Getränken.

Sind die Warzen von schmerzhaftem, stechendem (splitterartigen) Charakter, kommt ***Nitricum acidum*** *(Salpetersäure)* zum Einsatz. Es können kleine oder große blumenkohlartige Warzen auftreten, die jucken und leicht bluten. Im Gemütsbereich zeigt sich eine große Ängstlichkeit um die eigene Gesundheit. Diese Menschen sind sehr nachtragend und können nicht verzeihen.

Das Verlangen nach fetten Speisen ist so groß, dass sie selbst das Fett vom Teller der anderen essen.

Antimonium crudum *(Schwarzer Spießglanz)* ist ein wichtiges Mittel bei verhornten Warzen an der Fußsohle. Diese Personen sind von romantischer, sentimentaler Natur und verspüren eine Abneigung dagegen, angesehen oder berührt zu werden. Meist leiden sie an Verdauungsstörungen. Die Zunge weist einen dicken, weißen wie verkalkt wirkenden Belag auf. Das Verlangen nach Gurken und sauren Speisen ist deutlich.

Das Hauptmittel für Warzen um die Nägel bzw. nahe den Fingernägeln ist ***Causticum***. Warzen an den Fingerspitzen (oft am Zeigefinger) sowie im Gesicht und an den Lippen sind charakteristisch für dieses Arzneimittel. Causticum-Persönlichkeiten zeigen großes Mitgefühl für das Leid anderer Menschen, vor allem aber empfinden sie Mitleid mit Tieren, was wahlanzeigend für dieses Mittel ist. Sie lieben salzige Speisen und geräuchertes Fleisch.

Nachdem es sich aus klassischer homöopathischer Sicht bei Warzen nicht um eine Akuterkrankung zur Selbstbehandlung handelt, wenden Sie sich zur Behandlung bitte an die Homöopathin Ihres Vertrauens.

Hand in Hand für die Ganzheitlichkeit

Die Suche nach der richtigen Ursache – nicht immer ist die Seele die Quelle der Probleme. Auch Homöopathen ziehen die Schulmedizin zu Rate.

An dieser Stelle möchte ich von meiner persönlichen Erfahrung berichten. Wie gewöhnlich erledige ich abends noch anstehende Arbeiten: lesen, schreiben, korrigieren und auf Facebook oder Instagram posten. Doch da, plötzlich ein »Glockenschlag«. Ein schlagendes, nacheinander folgendes Geräusch im rechten Ohr. Mein erster Gedanke: ein Tinnitus – habe ich es übertrieben?

Ich versuchte mich zu entspannen, machte Atemübungen und schlief dann endlich ein. Mit dem gefühlten »Schütteln von 1.000 Münzen in einer Blechdose« erwachte ich am nächsten Morgen. Mein Kopf war hohl, alles hallte nach innen – Panik kam in mir auf.

Ich zog in Sachen Homöopathie alle Register: Mein Arzneimittel, das ich gewöhnlich bei Stress und Kummer einnahm, verschaffte mir selbst in der höheren Potenz nur zwei bis drei Tage Erleichterung. Nach einer Woche suchte ich dann schlussendlich einen HNO-Arzt zur diagnostischen Abklärung auf. Eine Ohrspülung und ein Hörtest folgten mit dem Ergebnis: Es war Gott sei Dank kein Hörsturz.

Doch das immerwährende Geräusch in meinem rechten Ohr blieb. Zu einer mir vorgeschlagenen hochdosierten stationären Cortison-Therapie konnte ich mich nicht entscheiden, auch war kein passendes homöopathisches Arzneimittel zu finden. Meine Verzweiflung wurde immer größer. Vitamin B12, Akupunktur, Zink, Ginko usw. halfen ebenso nicht.

Die Frage nach einem Burnout kam in mir auf. Doch dann fiel es mir wie Schuppen von den Augen: mein kranker Zahn! Ich hatte trotz gegenteiliger Empfehlung meinen Zahnarzt gebeten, den Zahn zu erhalten. Das war ein Fehler. Denn nach der Entfernung des kranken

Zahnes, der Einnahme von Antibiotika, um die tiefliegende Entzündung im Knochen zu heilen, aber auch mit der Hilfe von homöopathischen Arzneien wie Arnica und Staphisagria, zur Anregung der Selbstheilungskräfte, konnte ich endlich aufatmen. Das Geräusch in meinem rechten Ohr verschwand wieder.

Meine Erkenntnis lautete: Der Tinnitus war die Reaktion auf meinen kranken Zahn. Letztlich war es das Zusammenwirken von Schulmedizin und Homöopathie – nichts anderes meine ich mit der ganzheitlichen Betrachtungsweise und Therapie.

Homöopathie bei Tinnitus (Ohrgeräusche)

Der ***Lycopodium***-Mensch hat ein Summen im rechten Ohr, welches sich am Spätnachmittag auf den Abend hin verschlimmert (16:00 bis 20:00 Uhr). Auslöser sind oft die Anforderung auf etwas Neues oder die ausgeprägte Prüfungsangst. Eine Art Pfeifen, welches sich beim Schnäuzen der Nase verschlimmert. Oft haben die Personen auch ein Quieken oder Piepen im Ohr.

An ***Coffea*** denken wir, wenn das Ohrgeräusch infolge von freudiger Erregung auftritt, aber auch nach Missbrauch von Medikamenten. Mit Vorliebe zeigt es sich im linken Ohr vor allem am Morgen. Die Personen sind körperlich und geistig meist bis Mitternacht aktiv und finden keinen Schlaf. Die Schlaflosigkeit bei Coffea sowie der einseitige Kopfschmerz sind wichtige Symptome bei diesen erregten, überempfindlichen Menschen.

Bei klingelnden, rasselnden Ohrgeräuschen ist das Mittel ***Mercurius solubilis*** angezeigt. Sowohl das linke als auch das rechte Ohr können betroffen sein, die Beschwerden zeigen sich vorwiegend abends im Bett. Begleitet wird dieser Zustand von nächtlichem Speichelfluss sowie einem stinkenden Mundgeruch und reichlichem Schweiß am ganzen Körper.

China-Patienten klagen über ein Brummen im Ohr mit Schwindel und quälenden Kopfschmerzen, die sie keine Gedanken mehr fassen lassen. Sie fürchten den Verstand zu verlieren oder sogar verrückt zu werden. Auslöser für diesen Zustand sind bekanntlich Flüssigkeitsverlust wie Blutverlust oder Durchfall.

Charakteristisch bei ***Causticum***-Patienten sind die vielfältigen Ohrgeräusche wie z. B. das Klingeln oder Knacken oder ein Donnern im Ohr, welche sich beim Drehen des Kopfes verschlechtern. Diese Menschen haben ein großes Mitgefühl für Tiere und kämpfen für die artgerechte Haltung dieser Spezies.

Bitte suchen Sie in solchen Krankheitssituationen einen Arzt oder einen erfahrenen Homöopathen Ihrer Wahl auf.

Homöopathie bei Lebensmittelvergiftung

Unser beliebtestes homöopathisches Arzneimittel für Magen- und Darmerkrankungen durch Lebensmittelvergiftungen, z. B. durch Obst, abgelaufene Fleisch- und Wurstwaren sowie Alkohol oder Eiscreme, ist ***Arsenicum album***. Das individuelle Symptomenbild zeigt sich durch brennende oder krampfartige Magen-

und Darmschmerzen sowie durch wässrigen, scharfen, fast wundmachenden Stuhlgang. Die Patienten sind total entkräftet und geschwächt. Sie frieren schnell und haben das Verlangen nach Wärme und Gesellschaft. Das Bedürfnis nach kleinen Mengen an warmen Getränken ist groß. Der Durchfall, die Übelkeit und das Erbrechen sind meistens nachts nach Mitternacht bis 2:00 Uhr am schlimmsten. Ruhelosigkeit und Ängstlichkeit begleiten diesen Zustand.

Bei Nahrungsmittelunverträglichkeit mit Blähungen, reichlichem, unverdautem Durchfall, der sehr schwächend ist, zeigt sich der ***China***-Zustand, der vor allem durch den hohen Flüssigkeitsverlust geprägt ist. Vorzugsweise entsteht dieser Krankheitszustand nach dem Verzehr von schlechtem Fisch oder Fleisch. Alte verdorbene Speisen, Milchshakes jeder Art sowie Obst können ebenfalls zu dem genannten Symptomenkomplex führen. Die schmerzhaften, eingeklemmten Blähungen bessern sich durch festen Druck ins Abdomen. Die leichten Berührungen hingegen verschlechtern.

Das homöopathische Arzneimittel ***Veratrum album*** *(Weiße Nieswurz)* zeigt sich häufig, wenn Übelkeit, Erbrechen und Durchfall gleichzeitig auftreten – vorwiegend nach Genuss von Gurken oder Obst sowie vieles andere mehr. Die Betroffenen fühlen sich elend, so als ob sie jederzeit kollabieren könnten. Das Gesicht ist blass, fahl und eingefallen. Der kalte Stirnschweiß, die eisige Kälte der Nasenspitze, des Gesichts, der Arme und Hände, Beine und Füße ist wahlanzeigend bei diesem Zustand, ebenso das Verlangen nach großen Mengen an kalten, sauren Getränken.

Nicht selten zeigt sich der Zustand von ***Carbo vegetabilis*** *(Holzkohle)* bei Lebensmittelvergiftungen besonders nach kalten Speisen, wie z. B. Eiscreme oder kalten Getränken/Milchshakes. Dieser Zustand ist von schwerer Diarrhoe und einem kollapsartigen Gefühl gekennzeichnet. Dem Patienten ist kalt, er friert und dennoch verlangt er nach frischer Luft. Er braucht Luft – ins Gesicht zugefächert. Auftreibungen und Blähungen werden durch das Aufstoßen erleichtert.

Als letztes Mittel wollen wir noch ***Sulphur*** nennen. Diese Menschen lieben Bier und Süßes, welches sie aber leider nicht vertragen. Ein Durchfall, der nach faulen Eiern riecht, treibt sie morgens zwischen 5:00 und 6:00 Uhr aus dem Bett. Die Patienten sind durstig und hitzig.

Homöopathie bei Entgiftung

Bei ***Pulsatilla***-Menschen zeigt sich durch die hohe Intoxikation vor allem nach Antibiotikaeinnahme oder beim Essen von reichhaltigen, fettigen Speisen ein wechselhafter Zustand. Mal ist es den Personen kalt, mal ist es ihnen warm. Die Beschwerden sind meist wandernd. Dabei spielt es keine Rolle, ob der Patient über Kopfschmerzen oder Gliederschmerzen klagt. Sie sind weinerlich und suchen Trost. Ihr Wesen ist mild und nachgiebig. Der Durst ist gering. In warmen, stickigen Räumen verschlechtert sich ihr Zustand deutlich. Das Fenster muss offen sein, die frische Luft tut ihnen gut und lindert ihre Beschwerden.

Die Festtagszeiten geben ***Sulphur***-Menschen einen guten Nährboden für ihr Siechtum. Das köstliche, reichhaltige Essen, das viele Bier, danach noch etwas Süßes und am Schluss noch eine Zigarre und ein Whisky – das Belohnen nimmt kein Ende. All das wird schlecht vertragen, sie werden faul, hungrig (vor allem um 11:00 Uhr vormittags) und sind immer müde. Die Hitze am Scheitel und die brennenden heißen Fußsohlen in der Nacht sind wahlanzeigend für dieses Mittel. Generell sind Sulphur-Menschen hitzig und vertragen warme Räume sehr schlecht.

Nux vomica ist wie Sulphur ein homöopathisches Arzneimittel, das bei Genussmenschen angezeigt ist. Sie überessen sich gerne und trinken Alkohol über ihre Maßen. Sie rauchen und trinken Kaffee zu jeder Tages- und Nachtzeit. Schnell greifen sie zu Schmerzmedikamenten. Der Nux vomica-Patient ist jedoch schnell fröstelnd und durch jede Kleinigkeit gereizt. In warmen Räumen fühlen sich diese Menschen wohl. Ihr Angriffsorgan ist der Magen. Eine Gastritis jagt die andere. Durch die chronische Übersäuerung greifen diese Menschen gerne zu Säureblockern.

Natrium muriaticum ist unser bestes Mittel zur Ausleitung von Cortison. Doch nur dann, wenn es zurückgezogene Menschen sind, die dazu neigen, Kummer und Gram zu verstecken. Diese Menschen leiden gerne unter chronischen Kopfschmerzen. Sonne und Alkohol verschlechtern die Beschwerden stark. Nicht selten kommt es zu autoimmunen bzw. rheumatoiden Erkrankungen. Wir sehen es diesen Menschen sofort an, sie tragen bei jeder Gelegenheit eine Sonnenbrille, weil sie unter Photophobie leiden, auch Fieberblasen sind hier unübersehbar. Sie haben Durst auf große Mengen, am liebsten bittere Getränke, ebenso das Verlangen nach Salz/Pfeffer oder auch bitterer Schokolade ist ein Hinweis auf dieses Mittel.

Homöopathie bei Süchten

Platin *(Metallisches Platin)* ist unser edelstes Metall. Als homöopathisches Arzneimittel aufbereitet ist es in der Lage vielerlei Beschwerden zu lindern und zu heilen. Menschen, die dieses Arzneimittel benötigen, sind selbstherrlich, gefallsüchtig, hochmütig und sehr von sich überzeugt. Das exzessive Verlangen nach Sexualität, das meist in einer pervertierten Art gelebt werden muss, dominiert diese Menschen. Häufig sehen wir bei diesen Patienten Taubheitsgefühle an einzelnen Körperteilen sowie Kälte am Kinn und Unterkiefer.

Menschen, die das Arzneimittel ***Staphisagria*** benötigen, sind ebenso getrieben von sexueller Lust und leidenschaftlichen Gedanken. Doch in ihrem Wesen unterscheiden sie sich deutlich von Platin. Sie sind liebevolle, nachgiebige, milde Menschen mit niedrigem Selbstwertgefühl. Sie sind leicht zu kränken und zu demütigen, sie kämpfen mit unterdrücktem Zorn. Meist leiden sie nach jedem Geschlechtsverkehr an einer Blasenentzündung und fühlen sich nach dem Mittagsschlaf unerfrischt.

Die meistwichtigsten homöopathischen Arzneimittel bei Alkoholsucht sind ***Nux vomica*** und ***Lachesis***. Der frostige, kälteempfindliche, geschäftstüchtige, vielbeschäftigte

Nux vomica-Mensch trinkt mit Vorliebe Alkohol zu jedem Essen und am Abend, um den alltäglichen geschäftlichen und finanziellen Ärger zu dämpfen. Bier und Schnaps beruhigen seine Nerven. Das angegriffene Organ ist der Magen. Morgendliche Magenschmerzen und erfolgloser, schmerzhafter Stuhlgang ist die Folge daraus. Sie sind wie Lachesis eifersüchtige Menschen. So wie sie rauchen und Kaffee trinken, trinken sie auch Alkohol aus den zuletzt genannten Gründen.

Die ***Lachesis***-Patienten sind warmblütig und vertragen Hitze und Wärme sehr schlecht. Im Gegensatz dazu tut Nux vomica-Patienten Wärme gut. Typisch für dieses Arzneimittel ist das Auftreten der Beschwerden, z. B. Halsschmerzen (Angina) vor allem auf der linken Körperseite.

Zu guter Letzt noch ein Ausflug in das Reich der süßen Süchte

Wer kennt sie nicht, die sportlichen, eigenständigen, selbstbestimmenden, schokoladesüchtigen ***Sepia***-Typen. Jede Art von körperlicher Bewegung, z. B. tanzen, laufen, Rad fahren, reiten, bessert in jedem Fall ihren Zustand. Durch den reichlichen Genuss von Schokolade erleiden sie jedoch hartnäckige Verstopfung.

An ***Lycopodium*** denken wir, wenn das starke, unwiderstehliche Verlangen nach Schokolade, Pickel im Gesicht, vor allem auf der rechten Seite, gegeben ist. Blähungen und Aufgetriebenheit am späten Nachmittag von 16:00 bis 20:00 Uhr sind die Folge.

Homöopathie für die Festtage

Agaricus muscarius *(Fliegenpilz)* leistet hervorragende Dienste nach einer ausgiebigen Feier oder einer durchzechten Nacht, nach welcher ein übermäßig starker Kater folgt, der mit Zuckungen an unterschiedlichen Körperteilen einhergeht. Es treten vermehrt Blähungen und Winde auf, die ungewöhnlich heiß sind. Der Urin beim Wasserlassen fühlt sich hingegen kalt an. Betroffene sind im einen Moment erregt und redselig, im anderen Moment wieder niedergeschlagen, haben Angst um ihre Gesundheit, vor allem aber vor Krebs. Beim Frühstück danach verspüren sie ein heftiges Verlangen nach Eiern und Salz.

Auch ***Carbo vegetabilis*** kommt nach reichhaltigem Essen mit Bier, Wein und Schnaps zum Einsatz. Im Darm rumort und zwickt es, die Auftreibung im Unterbauch wird immer größer und es gehen reichlich stinkende Winde ab. Der Druck der Kleidung ist kaum zu ertragen. Bereits nach einem üppigen Mahl können sich kollapsartige Zustände einstellen. Dem Leidtragenden ist kalt, er fühlt sich sehr schwach und benötigt dringend frische Luft.

Nux vomica hilft dem gestressten Workaholic, für den der allabendliche Weg zur Kneipe ein belohnendes Muss nach seinem arbeitsreichen Tag ist. Hier einige Bissen vom Salametti, da ein paar leckere Kekse, nebenbei schnell die ein oder andere Zigarette und zum Ausklang des Abends noch etwas Wein oder Bier. Am nächsten Morgen dann: »Oje, mein Kopf tut weh!« Vor lauter Übelkeit glaubt er sich übergeben zu müssen, kann es aber nicht. Ihm ist kalt und er ist äußerst gereizt, man sollte ihn jetzt besser nicht ansprechen. In diesem elenden Zustand ist der Griff zu Kopfschmerzmittel und Säureblocker sicher. Kaum geht es ihm besser, trinkt er zum Frühstück reichlich Kaffee und ein Glas Sekt.

Treten Beschwerden infolge von zu viel Alkoholgenuss bei Aufenthalt in feuchtkalter Umgebung auf, ist ***Ranunculus bulbosus*** *(Knolliger Hahnenfuß)* angezeigt. Das Verlangen nach Alkohol ist groß und auch die Verlockung in der Weihnachtszeit, wenn an jedem Eck ein Glühmoststand steht. Doch das kommt gar nicht gut. Am ganzen Körper stellen sich rheumatische Schmerzen mit Steifheit ein, Betroffene wollen keinesfalls berührt werden.
Zu allem Übel kann noch eine Fieberblase oder im schlimmeren Fall sogar ein Herpes Zoster dazukommen.

Homöopathie zur Raucherentwöhnung

Wenn wir über ***Tabacum*** *(Virginischer Tabak)* sprechen, sehen wir das starke Verlangen zu rauchen. Gleichzeitig ist es sehr hilfreich bei Rauchentwöhnung, wenn der Betroffene Symptome zeigt: Durch die zu hohe Intoxikationsphase von zu viel Rauchen leiden sie im schlimmsten Fall an Angina pectoris, begleitet mit starker Übelkeit und kaltem Schweiß. Der Zustand bessert sich durch kühle Luft und dem Aufdecken des Bauches. Das Schließen der Augen und das Fahren im Auto verschlimmert die genannten Symptome. In chronischen Fällen sehen wir eine Müdigkeit im Kopf und arteriosklerotische Herzerkrankung.

Nux vomica-Menschen glauben, dass sie ihren Stress durch Rauchen senken können. Je mehr Stress sie haben, umso mehr rauchen sie. Tatsächlich wirkt es beruhigend. Doch gehetzt von alltäglichen finanziellen Ängsten, macht es den Griff zur Zigarettenschachtel fast unmöglich. Sind sie bei einer Nikotinvergiftung angekommen, klagen sie über viele Beschwerden, z. B. Risse in der Zunge, ständige Magenprobleme, frieren und zittern. Sie sind gereizt und empfindlich auf Licht und Lärm sowie auf den Geruch von Tabak. Selbst das Rauchen der gewohnten Zigarette ist ihnen dann zuwider.

An ***Caladium*** *(Dieffenbachie)* denken wir bei Kreislaufproblemen der Genitalien (Erektionsprobleme, Impotenz), den unteren Extremitäten, manchmal auch Herzprobleme durch zu starkes Rauchen. Das Verlangen nach Tabak steigert sich, wenn das sexuelle Erleben geringer wird. Sie rauchen viel und werden dabei immer schlafloser. Der Schweiß dieser Menschen ist süßlich und zieht die Fliegen an. Einzelne Körperteile fühlen sich kalt an, doch durch das Rauchen erhitzt sich das Gesicht. Sexuelle Erregung, schwache Potenz, extremes Verlangen zu rauchen, depressive Verstimmung, schwaches Gedächtnis und Schlaflosigkeit sind die Essenz dieses Mittels.

Unser meistgewähltes homöopathisches Arzneimittel zur Rauchentwöhnung ist ***Staphisagria***. Es ist gleichzeitig unser exzessivstes Mittel in Bezug auf sexuelles Verlangen und Rauchen. Sie leiden an unterdrückten Gefühlen, großen Enttäuschungen und Kränkungen, besonders bei Liebesbeziehungen. Diese Patienten verstehen es gut, ihren Kummer über Jahre zu verstecken – mit 40 bis 60 Zigaretten täglich die Enttäuschung und Entrüstung wegzurauchen. Es sind sehr liebevolle, nachgiebige, schwache Menschen. Sie sind empfindlich auf geringste Emotionen und Handlungen. Ein harmloses Wort verletzt sie tief. Auf körperlicher Ebene sehen wir häufig Gerstenkörner an den Augenlidern und/oder wiederkehrende Blasenentzündungen.

Homöopathie bei Existenzangst, sozialer Isolation, Aggression und Depression

Aurum metallicum *(Gold)*: Die Sonnenseite dieses homöopathischen Arzneimittels ist das Pflichtbewusste, Fleißige, äußerst Gewissenhafte und Erfolgreiche in diesen Menschen. Es fällt ihnen leicht, viele Überstunden zu machen, um ihren geschäftlichen Erfolg zu sichern. Wenn jedoch ihre Ziele im Hinblick auf Karriere und Ruhm nicht erreicht werden, der Geldfluss und der Erfolg bedroht und unterbrochen ist, zeigt sich die Schattenseite von Gold – eine tiefe Verzweiflung und Hoffnungslosigkeit tut sich auf, die sie versuchen mit Alkohol zu betäuben. Sie werden gereizt und auch gewalttätig. Am Ende zeigt sich eine schwere Depression mit suizidalen Gedanken, die sich am Abend und durch Musik bessern lässt.

Das Hauptthema von ***Calcium carbonicum*** ist Stabilität und Sicherheit. Sie umgeben sich mit Menschen, die ihnen Schutz bieten. Ebenso suchen sie Schutz im finanziellen Rückhalt. Sind sie von ihren schutzbietenden, lieben Menschen getrennt, oder ihre finanzielle Sicherheit in Gefahr, brechen sie in ihrer individuellen Art und Weise zusammen – in Schwäche jeglicher Art sowie in einen Erschöpfungszustand bis hin zur

Erschöpfungsdepression. Sie sind nicht mehr in der Lage, die alltäglichen Aufgaben zu bewältigen. Sie schwitzen reichlich, besonders im Nacken und am Kopf während dem Schlaf und leiden unter Schwindel bei schnellen Bewegungen des Kopfes.

Ebenso ist ***Ignatia*** eines unserer wichtigsten homöopathischen Arzneimittel, wenn wir eine starke Empfindlichkeit auf Isolation und Verlassenheit sowie Geschäfts- und Geldverlust sehen. Der Kummer bei diesen Menschen führt zu einer Verkrampfung im Solarplexus und zu Hysterie, Zuckungen an verschiedenen Körperteilen mal da, mal dort. Sehr wahlanzeigend ist der Globus Hystericus, das Kloßgefühl im Hals; die wechselhafte Stimmung – Lachen und Weinen. Das unwillkürliche Seufzen ist Ausdruck ihrer individuellen Depression.

Nux vomica-Menschen sind grundsätzlich wohlwollende und großzügige Menschen, jedoch bei Jobverlust und Geldverlust drückt sich die Angst vor Armut wie folgt aus: Sie sind sehr lärm-, licht- und kälteempfindlich. Alles wird ihnen zu viel und schlägt ihnen sofort auf den Magen. In weiterer Folge werden sie ungeduldig und gereizt. Sie schreien, haben heftige cholerische Ausbrüche und schlagen in ihrer Verzweiflung ihre Partner und Kinder. Zur Beruhigung trinken sie Alkohol, rauchen und werden immer schlafloser, was die ganze Situation noch unerträglicher macht.

Ein weiteres, sehr wichtiges homöopathisches Arzneimittel ist ***Psorinum*** *(Krätze Nosode)*. Diese Menschen haben ein sehr hohes Armutsbewusstsein. Die Angst vor Armut und Verzweiflung über die Zukunft ist enorm. Sie glauben, sich von diesem geschäftlichen Fehlschlag nicht mehr erholen zu können. Sie fangen an zu frieren und haben eine große Empfindlichkeit auf Kälte. Ihr Schweiß ist übelriechend und reichlich. Sie reagieren mit Hautausschlägen, deren Juckreiz sie zur Verzweiflung bringen. Die Liste der helfenden homöopathischen Arzneien für diese Themen sind groß und sollten in jedem einzelnen Fall sehr individuell gewählt werden.

Homöopathie bei Angstzuständen

Die Themen Angst, Eifersucht und Kummer gehören in den Bereich der Konstitution. Wir versuchen den Patienten im Ganzen zu sehen.

Die Angst von ***Calcium carbonicum*** ist vielfältig und sehr unterschiedlich. Allen voran sehen wir Angst um die Gesundheit, Angst verrückt zu werden, Höhenangst, Angst vor Insekten, Ratten, Hunden, Geistern und Dunkelheit. Von schrecklichen, traurigen Situationen sind sie schnell angegriffen. Sie fühlen sich überbelastet und ihre

Belastbarkeit ist gleich null. Sie sind schlaff, langsam und bei der kleinsten Anstrengung außer Atem. Sie haben das Gefühl, nicht mehr gesund zu werden und sind verzweifelt. Ihre Hände und Füße sind kaltschweißig und kälteempfindlich. Die Nägel blättern ab. Häufig leiden sie an Schweiß am Hinterkopf und Nacken im Schlaf. Das Verlangen nach Süßigkeiten und Eiern ist groß.

Bei Menschen, die das Arzneimittel ***Arsenicum album*** benötigen, sehen wir Unsicherheit. Das Gefühl von Verletzlichkeit und Wehrlosigkeit im Hinblick auf Krankheit und Tod, wodurch die typische Abhängigkeit zu anderen Menschen und das Verlangen nach Gesellschaft entsteht. Charakteristisch ist die Angst, Ruhelosigkeit und Erschöpfung in jedem noch so kleinen Krankheitsfall. Die Patienten sind sehr frostig, verlangen nach Wärme, dennoch aber auch nach frischer Luft am Kopf. Ihre Beschwerden sind gezeichnet von brennenden Schmerzen, die besser werden durch Hitze, heiße Anwendungen oder heiße Getränke. Sie trinken sie in kleinen Mengen. Alles muss perfekt sein. Die innere und äußere Ordnung ist ihnen sehr wichtig.

Phosphor-Menschen sind offen, zugänglich, sehr mitfühlend, kontaktfreudig und dadurch auch schutzlos. Dennoch leiden sie unter der Furcht, in der Öffentlichkeit zu sprechen. Sie leiden überhaupt unter vielen Ängsten wie z. B. Furcht vor Gewitter, Dunkelheit und vor dem

Alleinsein, dass ihnen und ihren Liebsten etwas passieren könnte und vor drohender Krankheit – letztlich haben sie Angst vor dem Tod. Auf der körperlichen Ebene sehen wir das Brennen zwischen den Schulterblättern auf der Wirbelsäule. Nasenbluten ganz leicht, aber auch reichlich, hellrot, kaum zu stoppen. Sie neigen, ohne sich anzuschlagen, zu blauen Flecken. Ihr Durst auf kalte Getränke ist groß. Am liebsten trinken sie kalte Milch aus dem Kühlschrank. Sie verlangen nach Salz, Fisch, Eiscreme und Schokolade und haben eine Abneigung gegen Tomaten. Besser geht es ihnen, wenn sie geschlafen haben und beim Trinken von kalten Getränken. Schlechter wird ihr Zustand in der Dämmerung und beim Alleinsein.

Lycopodium zeigt uns Versagensängste, Erwartungsspannung mit Mangel an Selbstvertrauen. Diese Menschen treten nach unten und kuschen nach oben. Sie haben Angst vor neuen Projekten und beim Sprechen und Auftreten in der Öffentlichkeit. Die enorme Prüfungsangst verleitet sie dazu, dass Studium hinzuschmeißen. Zuhause sind sie gereizt und ungeduldig, woanders sind sie angepasst, ruhig und höflich. Morgens beim Erwachen sind sie schon gereizt und wollen nicht sprechen. Sie kommen nur schwer aus dem Bett. Infolge von Erwartungsspannung und Prüfungsangst oder ihrem unterdrückten Ärger sind meistens die Tonsillen auf der rechten Seite entzündet, die von rechts nach links

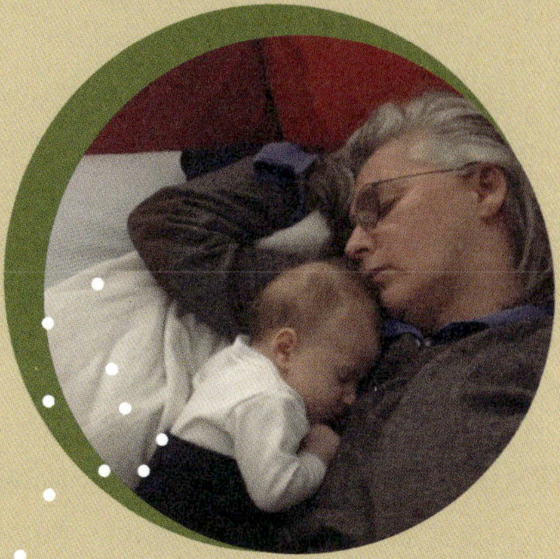

»Du musst dich mir vertraut machen …«

ANTOINE DE SAINT-EXUPÉRY

verlaufen. Häufig klagen sie über Verdauungsbeschwerden mit schmerzhafter Auftreibung und Windabgängen am späten Nachmittag, schlimmer von 16:00 bis 20:00 Uhr. Die kleinste Kleinigkeit bläht diese Patienten auf. Das Verlangen nach Süßigkeiten ist sehr groß, aber leider tut es ihnen nicht gut.

Die Angst von ***Stramonium*** *(Weißer Stechapfel)* vergessen sie nie, wenn sie es einmal bei ihrem Kind in der Nacht erlebt haben – das plötzliche Aufschreien, der starre wilde Blick. Das sich Festhalten an dem Elternteil, der es trösten will. Meist geraten Kinder nachts in diesen panischen Zustand durch die erste Impfung, einen Schreck oder durch Gewalterlebnisse. Das Gesicht ist heiß, rot, mit roten Augen, kalten Händen und Füßen. Weitere auffallende Ängste dieser homöopathischen Arznei sind die Angst im Dunkeln, vor Wasser, Tieren (Hunden), Gewalt, Tunnel, Tod und Alleinsein. Die Betroffenen können stottern (stammeln) und/oder haben Zuckungen einzelner Muskeln oder Muskelgruppen im oberen Körperbereich. Sie brauchen Wärme, Licht und Gesellschaft.

Homöopathie bei Eifersucht

Hyoscyamus ist unser meistgewähltes homöopathisches Arzneimittel bei Eifersucht mit sexueller Hyperaktivität. Sie zeigen ihr sexuelles Handeln hemmungslos und unverblümt in der Öffentlichkeit. Sie spielen ständig mit den Genitalien, Kot und Urin. Sie sind gerne nackt. Von ihrem Wesen her sind sie redselig, obszön und schamlos. Bettnässen, Ruhelosigkeit, besessenes Verhalten, zwanghaftes Zählen oder ein trockener, krampfhafter Husten – der nachts und beim Hinlegen schlimmer wird – können durch Eifersucht ausgelöst werden.

Lachesis ist eifersüchtig und neidisch. Sie lieben es, zu sprechen und springen von einem Thema zum anderen. Die erste Beschwerde auf Eifersucht ist meist das Aussetzen der Atmung während des Schlafes, sodass die Patienten voller Schreck hochfahren, aus Angst zu ersticken. Liegen auf der linken Seite verschlimmert. Eine weitere individuelle Reaktion auf Eifersucht können linksseitige Halsschmerzen sein, die nach rechts verlaufen. Schlimmer vor, während und nach dem Schlaf. Ein enger Kragen oder die Berührung am Hals verschlimmert die Beschwerden. Die Betroffenen haben Verlangen nach kühler, frischer Luft, Kaffee und Alkohol. Letztlich wollen wir noch die Angst vor Schlangen erwähnen.

Die sanftmütige, nachgiebige ***Pulsatilla*** reagiert mit Weinerlichkeit, starkem Trostbedürfnis und Gerstenkörner an den Oberlidern. Genauso können sie auch unter Kopfschmerzen leiden, die ständig den Ort wechseln (Stirn, Schläfe, Hinterkopf). Durstlosigkeit ist bei allen Beschwerden zu sehen. Verlangen nach kaltem Essen und cremigen Speisen, Abneigung gegen Fett und Schweinefleisch.

Die ungeduldigen, gereizten, ehrgeizigen, fleißigen ***Nux vomica***-Patienten reagieren in der Eifersucht mit Magenproblemen. Sie entwickeln in dieser Zeit meist ein Magengeschwür. Das erste Zeichen bei diesen Menschen ist die Empfindung eines Steins im Magen, nachdem sie zu viel gegessen haben. Sie rauchen und trinken Kaffee und Alkohol, obwohl es ihrem Magen schadet. Die Übelkeit führt zu wiederholtem Brechreiz, leider ohne Erfolg. Genauso ist es auch mit der Verstopfung, sie klagen über einen sehr schmerzhaften Stuhldrang, ohne Erfolg. Die Eifersucht macht sie gereizt und nervös. Sie schlafen nicht mehr gut, erwachen nachts um 3:00 oder 4:00 Uhr und sind schlaflos nach dem Erwachen. Dazu kommt noch Schwindel in der Nacht. Wenn sie dann endlich einmal schlafen, werden sie durch ihn aus dem Schlaf geweckt. Sie frieren und sind auch noch luftzugempfindlich. Am Ende brechen sie erschöpft, gereizt und weinerlich zusammen.

Eifersucht und ***Medorrhinum*** – Beziehungen dauern nur so lange, wie die Leidenschaft dauert. Durch die Eifersucht sind sie verletzt und verlassen den Partner und suchen sich schnell einen Neuen. Sie räuspern sich ständig, um den Schleim, der im Hals steckt, abzuhusten; vor allem am Morgen. Häufig leiden sie an Schwellungen der Fußknöchel und heißen Füßen, die sie nachts entblößen müssen. Immer wieder klagen sie über linksseitige Augenentzündung. Es sind Nachtmenschen, die abends bis 2:00 Uhr am besten arbeiten können. Das Baden im Meer bessert sogar ihre asthmatischen Zustände und wann immer sie können, verreisen sie dorthin. Sie haben Verlangen nach unreifem Obst.

Homöopathie bei akuten Venenproblemen

Bei akuter Venenentzündung kann das homöopathische Mittel ***Vipera berus*** *(Kreuzotter)* Abhilfe schaffen. Die geschwollenen, entzündeten Venen sind äußerst berührungsempfindlich und verschlechtern sich durch Druck. Das oft genannte Völlegefühl im Unterschenkel in den Venen wird durch das Herabhängen der Glieder verschlimmert und bessert sich deutlich durch das Hochlagern der Beine. Dieses Mittel ist auch bei Krampfaderleiden oder bei Venenentzündungen in der Schwangerschaft oder in den Wechseljahren angezeigt, wenn die oben genannten Symptome vorhanden sind.

Crotalus horridus *(Klapperschlange)* ist ein weiteres homöopathisches Mittel, das bei einer Venenentzündung zur Anwendung kommt. Die betroffene Stelle im Venengeflecht ist ebenso wie bei Vipera berus dunkel purpurfarben bis violett verfärbt, die Schmerzen werden als äußerliches Brennen empfunden. Das Kältegefühl der betroffenen Körperstelle ist auffallend.

Das homöopathische Mittel ***Lachesis*** kommt bei einer Venenentzündung mit dunkler bis violetter Verfärbung zum Einsatz. Die linksseitigen Venenschmerzen sind pulsierend und verschlechtern sich durch Berührung oder Hitze.

Treten Krampfadern vor allem an den unteren Extremitäten wie Wade oder Unterschenkel auf und gehen mit stechenden, kribbelnden Schmerzen einher, ist ***Hamamelis virginiana*** *(Herbstblühende Zaubernuss)* angezeigt. Es besteht eine große Empfindlichkeit auf Erschütterung und Druck. Die Schmerzen sind von einem ständigen Wundheitsgefühl begleitet. Häufig findet sich diese Symptomatik auch während der Schwangerschaft.

Krampfaderleiden, die durch Kaltanwendungen und Hochlagern der Beine deutlich besser werden, sich aber durch Hitze verschlimmern, werden durch ***Pulsatilla*** gelindert. In den empfindlichen, schmerzhaften Venen tritt ein feines Stechen auf. Durch die Einwirkung von Hitze kann es auch zu Entzündungen kommen, in der Schwangerschaft schlimmstenfalls sogar zu Blutungen. Allgemein sind die Betroffenen weinerlich und trostbedürftig. Sie haben kein Durstgefühl und erfahren eine Besserung durch kühle Luft.

Treten Krampfadern vor allem auf der rechten Seite auf und schmerzen verstärkt am späten Nachmittag, ist ***Lycopodium*** das Mittel der Wahl. In der Schwangerschaft verschlimmern sich die Beschwerden. Die Betroffenen sind am Morgen sehr gereizt, ja richtige Morgenmuffel, und verlangen vor allem nachmittags nach Süßigkeiten.

Homöopathie bei funktionellen Herz- und Kreislaufbeschwerden

Wenn Sonne oder Hitze mit Schwindel und Schwäche uns plagt und das Herz uns jagt, helfen folgende homöopathische Arzneimittel schnell und zuverlässig.

Natrium muriaticum hilft Personen, die großen Kummer und Enttäuschungen erfahren haben und Sommerhitze sehr schlecht vertragen. Durch die seelische und körperliche Belastung kommt es zu Herzklopfen und Herzrhythmusstörungen. Durch Aussetzen des Herzschlages entsteht das Gefühl, das Herz könnte stehen bleiben. Schnelles Gehen oder Treppensteigen sowie Liegen auf der linken Seite verschlimmert die Beschwerden. An einem schattigen, luftigen Platz im Freien mit einer großen Flasche Wasser fühlen sich die Betroffenen rasch besser.

Heftiges, sichtbares Herzklopfen im Brustbereich, das durch die leichteste Anstrengung oder Bewegung verschlimmert wird, verlangt nach ***Spigelia***. Tiefes Einatmen ist oft unmöglich. Zudem verschlimmert nach vorne gebeugtes Sitzen das Herzklopfen. Eine Linderung der Symptome erfahren Betroffene nur nach dem Trinken von warmen Getränken.

Jodum ist das Mittel der Wahl für hitzige, ruhelose und erregte Menschen, die unter starkem Herzklopfen leiden und das Pulsieren bis in die Fingerspitzen spüren. Hitze und warme Räume verschlimmern die Situation drastisch, nur Ruhen und ein kaltes Bad bessern das Befinden.

Argentum nitricum lindert oder beseitigt Herz-Kreislauf-Beschwerden, wenn diese durch Erwartungsspannung auftreten. In der Nacht und beim Liegen auf der rechten Seite sind Herzklopfen und Herzrhythmusstörungen am schlimmsten. Durch heißes Wetter, das Essen zu vieler Süßigkeiten oder nur schon durch das Denken an die Beschwerden verschlimmert sich der Zustand. Druck mit den Händen auf die Brust sowie schnelles Gehen verschaffen Erleichterung.

Leiden Personen aufgrund von Unsicherheit und Angst um die eigene Gesundheit unter heftigen, schnellen und unrhythmischen Herzschlägen, ist ***Arsenicum album*** angezeigt. Zwischen 1:00 und 3:00 Uhr nachts wandern Betroffene ruhelos und ängstlich von Zimmer zu Zimmer auf der Suche nach Gesellschaft, Licht und Wärme, wodurch sich ihre Symptome bessern. Liegen auf dem Rücken verschlimmert. Häufig liegt die Ursache für Herz-Kreislauf-Probleme in der Unterdrückung von Schweiß.

Lachesis wird Herz- und Kreislaufprobleme lindern, wenn diese durch Sonne, Hitze und vor allem nachts im Schlaf auftreten und scheinbar kein Ende finden. Das Liegen auf der linken Seite ist unmöglich, nur rechtsseitiges Liegen und aufrechtes Sitzen bessern die Beschwerden.

Homöopathie bei Wechseljahrbeschwerden

Klimakterische Beschwerden zeigen sich bei jeder Frau unterschiedlich, sowohl was das Eintreten und die Dauer der Beschwerden betrifft als auch die Art und Stärke der jeweiligen Symptome. Auf der körperlichen Ebene finden sich neben Hitzewallungen, Blutandrang und Schweißausbrüchen auch Müdigkeit, Schwäche oder Schlafstörungen. Vom Beginn des Klimakteriums bis hin zur Menopause (vollständiges Ausbleiben der Monatsblutung) kann es immer wieder zu unregelmäßigen, abgeschwächten, langanhaltenden Blutungen oder Zwischenblutungen kommen. Zudem leiden Frauen aber nicht selten auch auf der psychischen Ebene unter Ruhelosigkeit, Ängstlichkeit oder depressiven Stimmungsschwankungen.

Die richtig gewählte homöopathische Arznei wird sowohl Stärke als auch Dauer der Beschwerden verringern. Für die betroffenen Frauen ist es deshalb wichtig, ihren individuellen Symptomenkomplex zu erkennen.

Treten explosionsartig heftige Hitzewallungen im Gesicht oder im oberen Teil des Körpers auf, schafft ***Amyl nitrosum*** Abhilfe. Dabei können Gesicht und Ohren heiß sein, der Hals aber kalt. Auf die Hitzewallungen (häufig auch begleitet von Angstwallungen) folgen starke Schweißausbrüche mit sichtbarem Herzklopfen. Gemütsbewegungen verschlimmern die Symptome. Während auftretender Blutungen besteht eine deutliche Gesichtsröte.

Plötzlich auftretende Hitzewallungen (Blutwallungen), die am ganzen Körper auftreten und mit kalten Füßen einhergehen, verlangen nach dem homöopathischen Arzneimittel ***Belladonna***.

Sanguinaria kommt bei Hitzewallungen (Blutwallungen) zum Einsatz, die von starkem Brennen auf der Haut begleitet sind, vor allem an Handflächen und Fußsohlen. Nachts werfen die Betroffenen vor lauter Hitze die Bettdecke von sich, um wieder in den Schlaf zu finden. Die Hitzewallungen erstrecken sich zum Magen und sind meist auch von Ausfluss und schmerzhaft vergrößerten Brüsten begleitet.

Zeigen sich die Hitzewallungen vorwiegend im Gesicht und sind die Frauen erschöpft, aber dennoch sehr hastig und in Eile, ist das Mittel ***Sulphuricum acidum*** angezeigt. Sämtliche Wechseljahrbeschwerden dieser Frauen gehen mit stark sauer riechendem Körperschweiß einher.

Crotalus horridus hilft bei Hitzewallungen im Gesicht, speziell rechte Seite, die mit Schweiß und Angst sowie plötzlicher Schwäche einhergehen. Betroffene haben das Gefühl von Leere im Magen seit der Menopause. Häufig treten davor auch verlängerte Zwischenblutungen (dunkel, übelriechend) auf, die zu starker Anämie (Blutarmut) führen können.

Homöopathie bei schmerzhaften Entzündungen und kleinen Geschwüren im Mund (Aphten)

Borax ist unser wichtigstes, homöopathisches Arzneimittel bei schmerzhaften Aphten, bei Neugeborenen und Kleinkindern. Sie verweigern das Stillen, Trinken und die Nahrungsaufnahme vor lauter Schmerzen im Mund. Ein wichtiges Begleitsymptom: Das Kind schreit und weint, wenn man es im Arm die Treppen hinunterträgt, es geschaukelt oder herumgeschwungen wird und vor allem wenn es ins Bett gelegt wird. Die Abwärtsbewegung macht diesen Kindern einen Angstzustand.

Bei kleinen, weißen Geschwüren im Mund, an Wangen, Zunge oder Zahnfleisch und wenn der Patient besonders über Schmerzempfindlichkeit in der Nacht klagt, sprechen wir von ***Mercurius solubilis***. Vor allem dann, wenn der Patient über einen metallischen Mundgeschmack und üblen Mundgeruch klagt. Sehr wahlanzeigend für dieses Mittel ist der Speichelfluss in der Nacht. Oft sind diese Menschen unberechenbar und wütend.

Bei Patienten mit Mundwinkelrissen (Rhagaden) und geschwürigen kleinen Mundschleimhautdefekten mit stechenden Schmerzen und scharfem vermehrten Speichelfluss denken wir an ***Nitricum acidum***. Im Allgemeinen ist dieser Zustand oft begleitet von Angst um ihre Gesundheit – allem voran vor Krebs. Diese Menschen haben durchwegs schlechte Laune, vor allem morgens nach dem Aufstehen. Das Verlangen nach Fett ist sehr auffällig, sie essen das weggeschnittene Fett vom Teller der anderen.

Sulphuricum acidum ist unser gewähltes homöopathisches Arzneimittel bei schmerzhaften Aphten auf Zunge und Wangen, wenn diese periodisch auftreten, z. B. alle 2 Wochen oder einmal im Monat. Es sind sehr eilige Menschen, die eben dadurch ineffizient sind. Sie sind erschöpft und dennoch haben sie das Gefühl von Eile. Ihr Zustand ist unangenehm für andere; sie wollen, dass jeder sich beeilt. Alles geht ihnen zu langsam, dann werden sie ungeduldig und zornig. Diese Menschen vertragen Abgase, Smog, Rauch oder starkes Parfüm nur schlecht.

Homöopathie bei Schlafstörungen

Einer Schlafstörung können verschiedene Ursachen zugrunde liegen und unsere Erfahrung zeigt, dass Menschen aller Altersklassen davon betroffen sein können. In der homöopathischen Behandlung gilt es, die Empfindlichkeit des Betroffenen zu erkennen und so die Ursache für das Ein- oder Durchschlafproblem zu behandeln.

Die Schlafstörung, die der ***Tarentula hispanica*** *(Wolfsspinne)* zugrunde liegt, ist durch die Ruhelosigkeit dieses Arzneimittels gekennzeichnet. Der ganze Körper ist ununterbrochen in Bewegung. Sie lieben Musik und Tanz und kommen dadurch erst spät ins Bett. Ebenso ist der starke Sexualtrieb eine Bremse für den Schlaf. Wenn Sie dann endlich schlafen, ist der Schlaf so unruhig wie sie selbst. Sie drehen und wenden sich und liegen oft verkehrt im Bett. Auffallend sind die ruhelosen Beine. Sie schlagen in alle Richtungen aus, was das Nebeneinander-Schlafen fast unmöglich macht.

Schlaflosigkeit, die durch übermäßige Freude oder Erregung (z. B. Erwartungsspannung vor Urlaubsreise) auftritt, verlangt nach ***Coffea***. Vor lauter Ideen und freudigen Gedanken ist der Betroffene hellwach. Diese

Überreizung des Nervensystems macht sich durch Ruhelosigkeit und Herzklopfen bemerkbar, häufig treten auch einseitige Kopfschmerzen mit gerötetem Gesicht auf. Die Beschwerden verschlimmern sich durch den Genuss von Kaffee.

Entwickeln sich Schlafprobleme aufgrund von Trauer oder Kummer, z. B. durch Verlust eines geliebten Menschen oder Haustiers, wird das Mittel ***Ignatia*** hilfreich sein. Der Betroffene verweilt in Gedanken bei traurigen oder unangenehmen Ereignissen und kann nicht einschlafen. Durch den Kummer treten körperliche Verkrampfungen und Zuckungen auf, die hier und dort im Körper auftreten können. Die Stimmung ist wechselhaft und von emotionalen Ausbrüchen, Hysterie und theatralischem Verhalten geprägt. Der Betroffene reagiert überempfindlich, weint krampfartig und schluchzt tief, lässt sich kaum beruhigen und seufzt, ohne es zu merken. Er kann keinen Rauch vertragen.

Hyoscyamus *(Bilsenkraut)* ist vor allem angezeigt, wenn der Betroffene durch Muskelzuckungen aus dem Schlaf gerissen oder beim Einschlafen dadurch gestört wird. In seinen Händen verspürt er eine starke Ruhelosigkeit, spielt mit den Fingern und zupft unruhig am Bettlaken. Personen, die dieses homöopathische Arzneimittel benötigen, werden häufig von großer Eifersucht und Misstrauen geplagt. Sie sind sehr redselig und hemmungslos.

Tritt Schlaflosigkeit als Folge von Schreck oder nach einer Impfung auf, ist ***Silicea*** das Mittel der Wahl. Bei Voll- und Neumond verschlimmern sich die Beschwerden. Personen, die dieses homöopathische Arzneimittel benötigen, sind frostig und kälteempfindlich, leiden unter Nachtschweiß, übelriechendem Fußschweiß und Warzen.
Im Wesen sind diese Personen schüchtern und fürchten sich vor neuen Situationen.

Bei Schlaflosigkeit trotz enormer Müdigkeit ist ***Phosphor*** das richtige homöopathische Arzneimittel. Der Betroffene schläft selten vor Mitternacht ein und wenn er endlich eingeschlafen ist, reißen ihn lebhafte Träume wieder aus dem Schlaf. Nach dem Erwachen ist er wieder schlaflos und von Gedankenandrang geplagt. Er beruhigt sich oft nur durch das Trinken von kalter Milch oder durch den Genuss von Eiscreme, weshalb er nachts nicht selten den Kühlschrank aufsucht. Seine Angst vor der Dunkelheit oder dem Alleinsein bessern sich durch Licht und Gesellschaft. Dabei kann auch das Haustier oder sogar das Radio Gesellschaft leisten.

Aconitum napellus Acon.

S. 29, 31, 55, 58, 76, 77, 78, 91

Agaricus Agar.

S. 50, 130

Allium cepa All-c.

S. 48

Amyl nitrosum Aml-ns.

S. 61, 148

Antimonium crudum Ant-c.

S. 118

Antimonium tartaricum Ant-t.

S. 42

Apis mellifica Apis

S. 32, 35, 64

Argentum nitricum Arg-n.

S. 54, 99, 146

Arnica montana Arn.

S. 34, 52, 61, 77, 78, 101, 121

Arsenicum album Ars.

S. 39, 40, 42, 51, 72, 80, 104, 137, 147

Aurum metallicum Aur.

S. 134

Belladonna Bell.

S. 29, 31, 34, 58, 76, 77, 82, 101, 149

Borax Borx.

S. 150

Bryonia alba Bry.

S. 30, 44, 52, 61, 82, 107

Caladium Calad.

S. 133

Calcium carbonicum Calc.

S. 53, 79, 92, 98, 134, 136

Calcium sulphuricum Calc-s.

S. 106

Calendula officinalis Calend.

S. 56, 62, 76

Cantharis Canth.

S. 109

Capsicum Cap.

S. 32

Carbo vegetabilis Carb-v.

S. 60, 125, 130

Caulophyllum Caul.

S. 74

EMPFEHLUNGEN FÜR ARZNEIMITTEL-BESTELLUNG

Schmidt Nagel
Laboratoire homéopathique D.
Schmidt Nagel SA
Rue Pré Bouvier 27
CH-1242 Satigny, Schweiz
www.schmidt-nagel.com

Gudjons Apotheke GmbH
Friedrich-Merz-Str. 5
D-86153 Augsburg, Deutschland
www.gudjons.com

REMEDIA Homöopathie
Mag. pharm. Robert Müntz GmbH
Hauptstraße 4
A-7000 Eisenstadt, Österreich
www.remedia.at

DHU – Deutsche Homöopathische Union
Ottostraße 24
D-76227 Karlsruhe, Deutschland
www.dhu.de

Homeoden-Heel
Kastellaan 76
B-9000 Gent, Belgien
www.heel.be

Ainsworths Homoeopatic Pharmacy
36 New Cavendish Street
London W1G 8UF, United Kingdom
www.ainsworths.com

Clarke, J. H.: *Der neue Clarke,* Bde. 1–4. Verlag Hahnemann Institut, 2005.

Graf, F. P.: *Homöopathie unter der Geburt. Ein Handbuch für Hebammen und Geburtshelfer.* Sprangsrade Verlag, 1999.

Grollmann, H., Maurer, U., Bucher, R.: *Klassische Homöopathie. Schwangerschaft, Geburt, Wochenbett und Säugling.* Groma Verlag, 2008.

Hahnemann, S.: *Die chronischen Krankheiten, ihre eigentümliche Natur und homöopathische Heilung,* 5 Bde. Haug Verlag, 1991.

Hahnemann, S.: *Organon der Heilkunst,* 6. Aufl. Narayana Verlag, 1987.

Mohinder, S. J.: *Praktische Materia Medica. Arzneimittellehre von A–Z,* 3 Bde. Verlag Homöosana, 2003.

Morrison, R.: *Leitsymptome. Handbuch der homöopathischen Leitssymptome und Bestätigungssymptome.* Verlag Kai Kröger, 1997.

Roy, R., Roy, C.: *Selbstheilung durch Homöopathie.* Verlag Droemer Knaur, 1988.

Schroyens, F.: *Synthesis Repertorium homoepathicum syntheticum.* Radar Software.

Seideneder, A.: *Mitteldetails der homöopathischen Arzneimittel Materia medica synthetica,* 3 Bde. Verlag Similimum, 2000.

Tyler, M. L.: *Homöopathische Arzneimittelbilder.* Burgdorf Verlag, 1993.

Vithoulkas, G.: *Die wissenschaftliche Homöopathie. Theorie und Praxis naturwissenschaftlichen Heilens.* Burgdorf Verlag, 1993.

Vithoulkas, G.: *Materia Medica Viva. Software Encyclopaedia Homeopathica.* Urban & Fischer Verlag, 2015.

»Du bist zeitlebens für das verantwortlich, was du dir vertraut gemacht hast.«

ANTOINE DE SAINT-EXUPÉRY

Abschließend möchte ich sagen, dass dieser Leitfaden seine Aufgabe dann erfüllt, wenn die Leserinnen und Leser ihn so benutzen können, dass er ihnen hilft, den individuellen Symptomenkomplex eines Krankheitszustandes zu erkennen und zu behandeln. Nur dann kann die richtige Arznei in die Beschwerdefreiheit führen.

Noch ein ganz wichtiger Hinweis an dieser Stelle: Wenn Sie mit den Grundlageninformationen in diesem Leitfaden keine Beschwerdelinderung erreichen, ist es notwendig, eine erfahrene Homöopathin zu Rate zu ziehen. Dann braucht es das tiefere Verständnis für das Ganze und für mögliche chronische Krankheitsprozesse im Hintergrund.

Mein Anliegen war nicht nur, ein Buch zur homöopathischen Selbsthilfe zu verfassen, es ist auch eine Einladung, sich wirklich auf das homöopathische Wissen einzulassen. Denn nur wer sich auf diese Materie einlässt, kann in die Tiefe schauen und Hilfreiches bewirken. Ganz im Sinne eines Zitates meines Lieblingsdichters Antoine de Saint-Exupéry in *Der kleine Prinz*: »Du bist zeitlebens für das verantwortlich, was du dir vertraut gemacht hast.«

Ganz zum Schluss möchte ich mich noch bei einigen Menschen bedanken: bei meiner Freundin Elisabeth Walser und meinem ersten Homöopathen Ravi Roy, aber auch bei meinen langjährigen Mentoren Georgos Vithoulkas und Alfons Geukens. Sie alle waren mitentscheidend, dass ich heute mit Leib und Seele Homöopathin bin und meinen Platz im Leben gefunden habe.

Außerdem bedanke ich mich bei meiner langjährigen Wegbegleiterin Andrea Sieber, ohne die dieses Buch nicht möglich gewesen wäre, und bei meiner lieben Mitarbeiterin Maria Veith. Mein besonderer Dank gilt auch Sigrid Juen, die mich in das Reich der Kolumnisten eingeführt und den Grundstein für dieses Werk in mir gelegt hat. Danke auch an Marlies Mohr, sie hat letztlich mit den vorgegebenen Themen der Kolumnen die Idee zu diesem Buch kreiert.

Meine Dankbarkeit ist groß für alle, die mich auch in schwierigen Zeiten gestützt und getragen haben.

ELISABETH MAJHENIĆ

Homöopathie ist eine alternativmedizinische Behandlungsmethode, die auf den deutschen Arzt Samuel Hahnemann (1755–1843) zurückgeht. Ihr zugrunde liegt das Ähnlichkeitsprinzip, das besagt, »Ähnliches möge durch Ähnliches geheilt werden«, bekannt auch durch die lateinische Formel »similia similibus curentur«.

Die Quelle aller homöopathischen Arzneien ist die Natur: Die gezeichneten Bilder in meinem Buch zeigen nur einige wenige von den unzähligen Quellen aus dem Pflanzenreich, Tierreich oder Mineralreich.

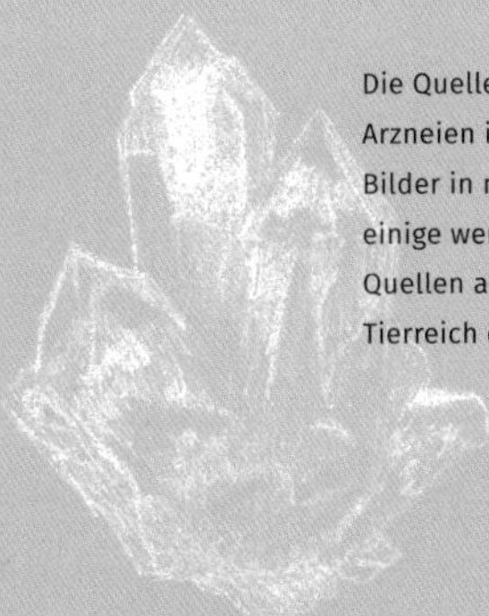

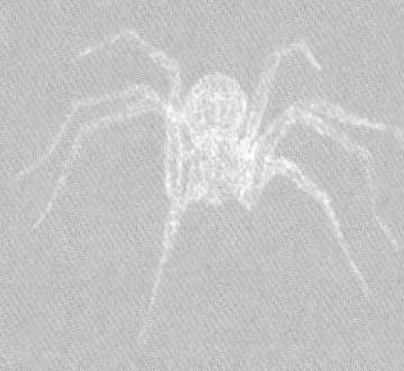

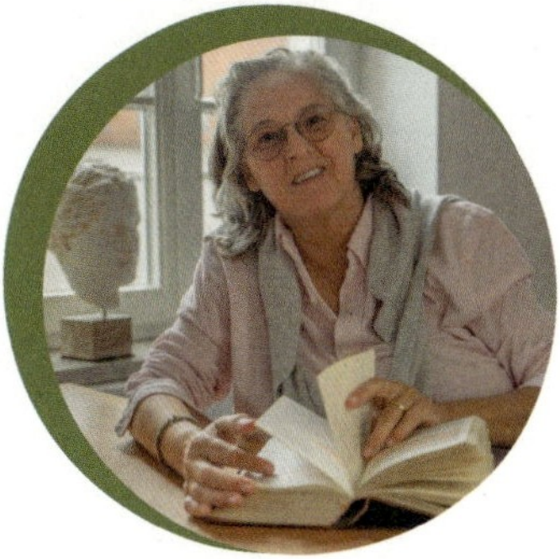

Elisabeth Majhenić (geb. 1960)
Ausbildungen zur Diplomkrankenschwester (A), Heilpraktikerin, psychologischen Beraterin (D), Lebens- und Sozialberaterin (A). Homöopathische Ausbildung unter der Leitung von Ravi Roy (D). Studium mit abschließender Diplomprüfung an der Internationalen Akademie für klassische Homöopathie unter der Leitung von Prof. Georges Vithoulkas (G). Studium mit Diplom bei Dr. Alfons Geukens (B). Seit 1996 Homöopathin in eigener Praxis in Lindau. Ab 2001 Aufbau homöopathischer Ausbildungslehrgänge und Gründung/Ausbildungsleiterin des Institutes für klassische Homöopathie Lindau. Fortlaufende jährliche Fachfortbildungen bis heute. Seit 2016 Kolumnistin bei den *Vorarlberger Nachrichten* – Ausgabe »Fit & Gesund«.

Informationen zu meinem Weg in der Homöopathie von 1992 bis heute sehen Sie auch unter *www.homoeopathie-institut.com.*